见证——一个协和医生的温情记录

郎景和　审

谭先杰　著

中华医学电子音像出版社
CHINESE MEDICAL MULTIMEDIA PRESS
北　京

图书在版编目（CIP）数据

见证：一个协和医生的温情记录 / 谭先杰著. - 北京：中华医学电子音像出版社，2018.1
ISBN 978-7-83005-158-7

Ⅰ.①见… Ⅱ.①谭… Ⅲ.①妇产科－工作－文集 Ⅳ.①R71-53

中国版本图书馆CIP数据核字(2018)第004828号

见证——一个协和医生的温情记录
JIANZHENG——YIGE XIEHE YISHENG DE WENQING JILU

主　　编	谭先杰
策划编辑	史仲静　冯晓冬
责任编辑	史仲静　宋　玥
责任校对	龚利霞　马思志
责任印刷	李振坤
出版发行	中华医学电子音像出版社
通信地址	北京市东城区东四西大街 42 号中华医学会 121 室
邮　　编	100710
E - mail	cma-cmc@cma.org.cn
购书热线	010-85158550
经　　销	新华书店
印　　刷	廊坊市团结印刷有限公司
开　　本	889mm×1194mm 1/32
印　　张	7.5
字　　数	76 千字
版　　次	2018 年 1 月第 1 版　　2018 年 1 月第 1 次印刷
定　　价	36.00元

内容提要

本书是北京协和医院一名从医近 30 年的妇产科医生见证生死、见证悲喜的温情记录。12 篇娓娓道来的故事主题鲜明，感人至深，旨在向人们展示医学温度的同时，也让人们认识到医学的局限性，从而帮助读者进一步了解医学，了解医生，促进医患互信和医患和谐。

自序

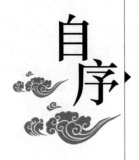

母亲父亲

母亲一共生了9个孩子，但最后带起来的就我们兄弟三人。生我的时候母亲40岁，想尽了办法母亲的奶水也下不来，奶粉更是不可能有，我只好吃米粉糊糊，偶尔从婶婶那里讨些奶吃。我小时候体质很弱，乡村医生三天两头就被请到我们家里。

　　我的老家位于三峡库区大巴山深处，听老人们说，山的外边有一条很大的河。10岁那年，我缠着母亲说想看看大河。有一天，母亲带着我搭上了拖拉机，沿着曲里拐弯的盘山公路，到了每天太阳落下去的大山上。在山顶，我看到了长江，远远地挂在天边。

　　母亲对我说，河的那边很远的地方就是重庆，那里有很大的医院，都是大医生，什么病都能治好。

　　1982年，我和同村伙伴一起在县城寄宿上初中。那年春天，母亲病了，到县医院动了手术。暑假结束开学那天，母亲把我送到公路上，让我放寒假早点回来。

　　放寒假那天，下了很大的雪。客车开到离家还有8公里的峡口后，由于路太滑，就掉头回县城了，我和同村伙伴只好步行回家。

经过同村伙伴家门口时，他爸爸（我的远房叔叔）非要留我吃中午饭，而且我发现大哥和二哥也在。叔叔说我母亲赶集去了，回来会路过这里。

吃完午饭，一家人围在火塘边烤火。想到一会儿就可以见到母亲了，我讲话的兴致很高。然而我逐渐发现，火塘边的气氛越来越怪，大家的眼神好像在躲着什么。

叔叔突然问我："你喜不喜欢你妈妈？"我说："当然喜欢！"心中突然有了一种不祥的预感。

叔叔说："既然你喜欢你妈妈，要是你妈妈出了什么事，你会怎样？"

我愣住了，不敢答话，也不想听到任何话。

但是，叔叔接着说："你妈妈已经在两个月前去世了。"

我当时哭了一声没哭出来，就向板凳后面倒了过去。醒来后我声嘶力竭地哭喊："我要妈妈！我要妈妈……"

族里的婶婶、大妈、姐姐、妹妹围坐在我身边，她们没有办法安慰我，只好陪我一起哭。哭到最后，我没有力气了，我说："我要当医生！"是的，我想当一个母亲说的什么病都能治好的大医生！

婶婶后来才和我说，母亲临走前不让他们告诉我。母亲说："他婶儿，我最放心不下的就是在县城读书的幺儿。小时候你分过他奶吃，以后就帮我多照顾他吧。我走之后你们先不要告诉他，免得影响他学习，放寒假后再说。"

母亲央求婶婶："他太小，头上两个旋，

脾气横，要找个合适的地方告诉他，免得他接受不了。要怪就让他怪我吧……"

5年后，我考上了医学院。10年后，我进入了北京协和医院。25年后，我进入了妇科肿瘤专业组。

1996年，父亲去世了。我上学的时候，尽管父亲也年近七十，但他身体很好，大概是他觉得我还没有工作，他的任务没有完成。等我工作后每月给他寄钱时，他却突然卸了劲，身体很快就垮了。

报信电话是堂兄到镇上打给我的，他说："阴阳先生算了日子，后天早上必须入土，否则下一个日子得半个月之后。"

当时是夏天，不可能等那么久。想到母亲离开时我不在身边，我决定这次无论如何也要赶回去。

遗憾的是，接到电话时已是下午，我

根本不可能在两天后赶回去。当时没有高速，没有高铁，即使乘飞机到重庆，后面一段的交通也困难。最顺利的情况下，也要先再坐一天的长江轮船，在离老家最近的岸边下船，住一晚上，第二天早上坐客车，中午才能到家。

我打电话向镇上的朋友借了一笔钱，让堂兄带回家交给两位兄长。父亲入土的那天清晨，我一个人爬到刚刚建好的医院住院楼楼顶，对着家乡的方向，磕了三个响头……

就这样，母亲去世时，她没有舍得让我回到她身边，父亲去世时，由于交通不便，我没能最后看他一眼。父母见证我来到这个世界上，我却不能目送他们离开，实属不孝。然而，正是母亲因病去世，让我成为了妇产科医生——一个每天都能感受人间悲喜、见证生老病死的职业。

我的老师，中国工程院院士郎景和教授曾说，书写是一种对自己的真实体验和庄重仪式。于是，我在国庆长假期间整理了 12 篇文章，都是我从医以来的亲历和见证。郎景和院士还说过，医生对病人应该敬畏和感谢。病人教我们怎样看病，怎样做医生。

特别感谢郎景和院士对本书的审阅和点评。希望这些叙事医学文字和点评能引起医者和患者的共鸣，让人们感受到医学的人文性和局限性，从而促进医患尊重、互信和医患和谐。

谭先杰

2017 年 10 月

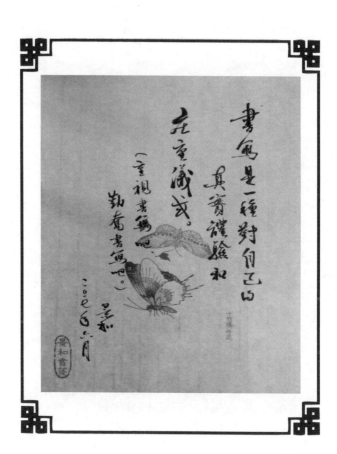

書寫是一種對自己的真實體驗和尊重儀式。

（重視書寫吧，勤奮書寫吧。）

二〇一〇年六月　晁和

祥和書院

医生对病人应该好里和感谢。

病人教我们怎样看病，

病人教我们

怎样做医生。

吴阶平

二○○七年三月

吴阶平书赠

目　录

01　枫叶女孩 ································· 01

02　花季少女 ································· 62

03　死而复生 ································· 69

04　感谢之后 ································· 77

05　万分之一 ································· 89

06　为你而生 ································· 103

07　为了道别 ································· 116

08　一条短信 ································· 126

09　一副拐杖 ································· 136

10　两件礼物 ································· 149

11　你顺畅吗 ································· 161

12　手术背后 ································· 172

后记 ······································· 216

01 枫叶女孩

尽管冗长，我却不忍删减。因为这是一位不屈的母亲对生命的呼唤。

一

2016 年 12 月 21 日，冬至，我接诊了一位 14 岁女孩小嘉（化名）。小嘉是中学生，典型的北京女孩，有些傲气，不太爱理人。我询问病史的时候，小嘉偶尔和妈妈顶嘴，比较有主见。

小嘉的肚子膨隆得很厉害，我的第一反应是排除怀孕的可能性。

青少年怀孕的情况时不时会遇到，前段时间一个高中生不来月经，结果发现怀孕 4 个多月了。那个学生之前去看了几家医院，都没有发现问题，因为她看起来特别单纯，在妈妈面前绝对是乖乖女。

我很谨慎地询问小嘉有没有男朋友，小嘉和妈妈果断地否定了。小嘉妈妈说，已经查了人绒毛膜促性腺激素，结果是阴性，但CT检查发现肚子里面有个"小问题"。

我给小嘉做了检查，发现哪里是小问题，肚子里的肿瘤太大了，张力很大，随时都有破裂的危险。

我让小嘉到诊室外面等着，不料小嘉却说她不要到外面去，有什么事儿可以直接跟她说，没有关系。

我初步判断是卵巢恶性生殖细胞肿瘤或黏液性囊腺瘤。青少年的卵巢恶性生殖细胞肿瘤通过手术以后配合化疗，效果通常不错，很多人还能保留生育功能，生儿育女。

我给小嘉开了术前检查，让她下周三复

查看结果。小嘉离开诊室的时候，我和她开玩笑，让她先好好过圣诞节，向圣诞老人许个愿。

二

12月27日，小嘉计划第二次看门诊的前一天晚上，就因为剧烈腹痛急诊住院。值班医生检查后判断可能是肿瘤破裂，准备急诊手术。但小嘉自己不愿意手术，小嘉父母也想先看一晚上，第二天我给她做手术。

12月28日，周三。上午是我们妇科肿瘤专业组每周的讨论时间，雷打不动。我把小嘉的病情提请专业组讨论。讨论认为，既然都怀疑肿瘤破裂了，当然要急诊手术，其他检查以后完善。

小嘉被手术室接走，我离开了讨论会会场前往手术室。

我告诉小嘉父母，最好的情况是黏液性囊腺瘤，一种良性肿瘤，切除患病的卵巢就可以了；最可能的情况是恶性生殖细胞肿瘤。如果是后者，我们会把肿瘤切了，留下子宫和另外一边健康的卵巢，然后化疗，治愈还是很有希望的。

三

我到达手术室的时候，麻醉还没有开始。让我欣慰的是，小嘉非常镇静，比成年人都要镇静。我夸她勇敢，我说我拔牙的时候就很害怕，要是在解放前一定是叛徒。小嘉难得地笑了。

小嘉问我手术以后多久才能上学，说再过几个月就要到加拿大去上学了。说这句话的时候，小嘉的脸上溢满了幸福。

我告诉小嘉手术后很快就能上学，我问

她还有什么担心的。小嘉说，有医生在她就不担心了，语气中充满了信任。

然而我却有些担心，因为我不知道小嘉腹腔里面到底是一个什么样的状况，而且是急诊手术，准备并不特别充分，包括备血。由于临近春节，献血的人少了，血源紧张，血库正在和中心血站协调。

四

手术开始。打开腹腔以后，我发现情况远比我想象的要复杂得多。

小嘉的肿瘤已经破了，肿瘤大部分都是实性的，由此判断肿瘤是良性的可能性极小。从术中情况来看，肿瘤曾经可能破裂过，昨天是再次破裂。

直觉告诉我，这是一种性质恶劣的恶性肿瘤，很可能是卵巢癌肉瘤。这种肿瘤对化疗不敏感，预后很差。

我们取出一部分肿瘤送冰冻病理检查，同时继续进行手术。我们将肿瘤破口先缝合起来，免得肿瘤扩散。我们分离了肿瘤与肠管之间的粘连，终于把肿瘤切了下来，装了整整两大盆。

我心情沉重，有一种无力感。因为，如果真是癌肉瘤，手术再彻底也没有用，结局还是不好。

我们把子宫和左侧卵巢留了下来，切除了肿瘤破裂后扩散到盆腹腔的转移瘤。创面出血比较凶猛，我们用纱垫进行了压迫，效果不错。

差不多过了 1 个小时，护士电话催问了几次后，冰冻病理报告仍然没有出来。病理科说不是特别好判断肿瘤类型，希望主刀大夫能到病理科沟通一下。

　　我让助手继续压迫止血，我到了手术室旁边的病理科。主诊医生问了我手术中的情况，说肿瘤的性质难以判断，初步判断为卵巢恶性上皮性肿瘤，可能是癌肉瘤。

　　后面的关腹操作由助手完成，我需要做的是向家属交代病情。向家属告知坏消息是医生最艰难的时刻之一。

<h2 style="text-align:center">五</h2>

　　我端着满满一大盆肿瘤，拿着病理报告来到了家属谈话区。隔着窗口，小嘉父母热切地看着我，目光中充满了担心和期待。

　　我遗憾地告诉他们，结果并不乐观，肿瘤不是良性的黏液性囊腺瘤，而应该是一种很恶性的肿瘤，快速冰冻病理说是癌肉瘤。

　　小嘉妈妈听了之后，瘫软地蹲在地上，小嘉爸爸搀扶她起来靠在窗台上。小嘉妈妈泣不成声，不停地问为什么，为什么会这样，为什么是小嘉。

我很难过，没法告诉她为什么。作为医生，我看到的是总有人遭遇不幸，说不清为什么。所以，我无法安慰她。

小嘉的爸爸坚强一些，他扶着小嘉妈妈趴在窗台上，轻轻抚摸着她的头发。等小嘉妈妈平静下来后，我继续告诉他们我们计划继续进行的手术步骤的利弊，让他们考虑。小嘉父母说小嘉太小了，能不能先不切除子宫和卵巢，等正式的病理结果出来再说。

我知道正式病理结果也不会太好，但我尊重小嘉父母的选择。

六

手术结束后，小嘉回到病房观察。小嘉父母请求我们暂时不要告诉小嘉真实病情，只简单地告诉她是良性肿瘤，切完了就没事了。

我答应了他们的要求，向病房所有的医生和护士打了招呼，让他们不要在小嘉面前讨论病情，病情发布由我来做。

小嘉恢复得很好，术后第 9 天如期拆线出院。

七

2017 年 1 月 4 日，小嘉妈妈申请加我微信，说一般情况下不会打扰我，我犹豫了一下后通过了。我告诉她没关系，有事可给我发微信，但我可能回复很简短。

她微信中跟我讲，病理结果出来后给她打电话或者当面告诉她，不要发短信和微信，因为小嘉经常看她的手机。我回复她病理报告还没有出来，有消息我会在第一时间给她打电话。

1月6日，小嘉到医院来做中心静脉置管的护理，小嘉妈妈给我微信留言："谭老师我来医院了，方便去找您吗？"

我当时在做手术，没有看到微信。一个小时后，小嘉妈妈又发来微信："您一定在忙吧，或者我先走了，您帮我约一个下周一的号好吗？那时病理报告也应该出来了。"

又过一个小时，小嘉妈妈微信中说："看到不用回了，因为稍后小嘉可能看我的手机。"

我下手术后才看到这些信息，打电话给病理科同事询问小嘉的病理报告。他说病理情况复杂，主诊医生初步判断肿瘤是卵巢颗粒细胞瘤，但是还需要等免疫组织化学结果，最后可能还需要全科讨论。

我非常高兴，因为如果是颗粒细胞瘤，

小嘉的结局就比较好。我立即给小嘉妈妈打电话，但对方一下就挂了，我猜可能是孩子在旁边。果然，小嘉妈妈发微信给我："手写可以么？孩子在车上。"

我回复："初步结果是好消息，方便的时候再联系。"

小嘉妈妈回复了："太好了，半个小时后可以随时打我手机。"

八

大约半个小时后，小嘉妈妈给我打来电话，我告诉她初步诊断倾向于颗粒细胞瘤。我说如果是颗粒细胞瘤，接着进行化疗，就可能获得较好的结果。小嘉妈妈在电话中激动得哭了。

我之所以急切地告诉小嘉父母初步结果，是想让他们在被痛苦的阴霾压迫了漫长的十多天之后，能够见到一线希望，也许事情没有我们在手术室讨论的那么糟糕，这样他们就可以好好过个周末。但我反复强调，这只是初步结果，最终结果还需要等待。

晚上，小嘉妈妈发来短信："感谢您周末带来的好消息，让我们可以稍微缓一口气。救命之恩，我们一家永远铭记在心。其实，包括之前去门诊找您又不敢进去，或者每天写微信草稿又不敢发，这种痛苦远比近乡情怯沉重百倍千倍，这是我和女儿生与死的结局。我只跟您说，如果她有事，我绝不独活。"

我简短回复："别，会好的。"并加了一个拥抱安慰的表情。

九

在接下来的妇科肿瘤专业组讨论中，我

将小嘉的病情和初步病理结果进行了汇报。组里的一位老教授提醒我，让我以私人名义请一位对妇科肿瘤特别有研究的 G 教授复核切片。她说根据我的手术描述，不太像颗粒细胞瘤。

我给 G 教授发信息："小孩 14 岁，巨大盆腔包块，我术中怀疑是卵巢癌肉瘤，她的甲胎蛋白和人绒毛膜促性腺激素水平都正常，CA125 稍高，超过 $400\mu g/L$。病理科的初步结果是颗粒细胞瘤，正在做免疫组织化学检查，非常感谢！"

G 教授回复："OK！肿瘤部位明确？第一次手术？我明天看吧，不客气！"

我回复："肿瘤部位很明确，来源于右卵巢，术前一周可能有囊内出血，然后自发破裂，破裂后与膀胱顶部和周围肠管有粘连。谢谢 G 老师！"

十

1月10日，G教授微信联系我："之前科里讨论为颗粒细胞瘤，还做了免疫组织化学检查，但我不同意这种诊断，我想可能是恶性原始神经外胚层肿瘤，累及大网膜。我已经开出新的免疫组织化学检查，请患者家属来补交费用。"

随后G教授又打电话给我，说肿瘤绝对不是单纯的卵巢颗粒细胞瘤，她从片子中看到了一些特殊成分，应该是神经外胚层肿瘤。她告诉我需要等待最后的免疫组织化学检查证实，但是她说她的感觉应该没有错。

我被G教授的阅片水平惊呆了！因为恶性原始外胚层肿瘤极其罕见，全世界报道的例数加起来也不过十几例。

我暂时没有将这个消息告诉小嘉父母，因为我不忍心告诉他们如此残酷的结果，我想让他们的希望多持续一段时间，等最终的病理结果出来再说。

十一

然而一天以后，1月11日早上，小嘉妈妈发来信息："谭老师，病理会诊结果今天是否能出来？"

我回复："最后结果还没有出来，您是否接到电话通知来补交费用？"

小嘉妈妈："我们马上去交。这个周日是女儿的生日，我打算下周一让女儿住院化疗，我们今天来医院护理静脉插管。"

我回复："好的，先好好给小嘉过生日。"

小嘉妈妈："太煎熬了！"

其实对我而言，也很煎熬。如果真的是原始神经外胚层肿瘤，我该以怎样的方式向小嘉父母告知呢？毕竟他们以为是颗粒细胞瘤，都准备来化疗了。

十二

1月13日，最后的病理报告出来了，原始神经外胚层肿瘤！我让我的研究生结合病例进行了文献复习。她检索了世界上与这种肿瘤治疗有关的所有资料，分析发现结果很悲观，几乎没有治愈的报道，无论继续做什么样的治疗，几乎都不会改变结局。肿瘤通常迅速复发，然后呈暴发性生长，患者差不多是在一年以内甚至几个月就离开了。我第三次将小嘉的病情拿到妇科肿瘤专业组讨论。

事情到了这个地步，我不能再拖下去了。我给小嘉父母打了电话，把我们目前掌握的信息和讨论结果毫无保留地告诉了他们。我之所以没有让他们到医院来而是通过电话告知，是因为我实在无法面对面和他们交代。作为同龄人，我无法实质性地安慰他们。

我根据肿瘤专业组讨论意见，从医生角度建议按照文献上的方案进行化疗，如果有效，3个月后再次手术，然后继续化疗。但治疗完全无效的可能性很大。

由于肿瘤专业组讨论中有教授认为从生活质量上考虑，积极干预可能得不偿失。于是我从个人角度，建议他们如果可能，可以带着小嘉去加拿大旅游，去她心仪的学校走一趟；或者旁敲侧击地问问小嘉有什么心愿，再尽力地帮她实现。

我坦白地告诉他们，如果不继续治疗，就失去了搏一把的机会，但也有可能让小嘉有限的生命过得舒服些。一旦启动化疗，几乎没有回头路可走，小嘉可能被化疗打垮，而且还不能获得理想的结果，连舒心地活一小段的机会都没有了……按肿瘤专业组讨论意见，我建议小嘉去做全身PET-CT检查，看其他部位有没有肿瘤转移。

电话那头是长时间的沉默。过了很长一段时间，小嘉爸爸哽咽着说："能不能让我们再想想，商量好了回您电话。"

我同意了小嘉父母的请求，让他们先给小嘉好好过生日。

十三

1月15日。小嘉生日的当天下午，小嘉妈妈发微信给我："我们明天上午去做PET-CT，不知道您是否出诊？我想让女儿见一下您，因为我向女儿解释这是术后2周的正常复诊，医生建议按惯例做PET-CT检查，否则她不愿意做。还有，不知道

PET–CT 结果什么时候能出来？是不是要出来后再定治疗方案和住院时间？如果不是迫不得已，可否春节后入住？我想让她过一个快乐的春节。写到这里，我实在控制不住地流泪……"

第二天上午，我见到了小嘉。小嘉气色很好，心情也特别好，比手术前爱说话了，她对做 PET–CT 检查一点儿都没有提出疑问。

晚上，我打电话给小嘉妈妈，让他们商量好以后，如果决定化疗，尽快和我联系，不必等 PET–CT 结果。

十四

很快一周就过去了，再过几天就是春节，小嘉父母还是没有跟我联系。1 月 21 日，周六，小嘉妈妈发短信问我能否见一面。我那天正好参加一个会议，于是约好中午在会议中心见面。

中午小嘉妈妈来了，陪她来的不是小嘉爸爸，而是孩子的舅舅。我根据直觉判断，小嘉父母关于治疗的意见可能存在分歧。

果然，小嘉舅舅说孩子爸爸比较理性，倾向于不再治疗，希望陪孩子到处走走，但小嘉妈妈不甘心，所以请他一起来听听我的意见。

其实这种两难情况，我很难给出倾向性建议。他们问我，国内除了我们医院，还有哪家医院对小嘉的病比较有经验。我心里很清楚，小嘉的肿瘤极其罕见，经验都不多，但是我不想让他们完全失望，我说上海一家医院的妇科肿瘤比较强，如果需要，我可以帮他们联系。

我看出小嘉妈妈有尝试的意向，于是立

即给那家医院的妇科肿瘤主任打了电话。那位主任爽快地答应了，让小嘉父母把肿瘤病理切片带过去会诊。

临走，小嘉妈妈递给我一个盒子和一个信封，说过年了，是点心意。我坚决推掉了信封，告诉小嘉妈妈："你们有心情要表达，我有原则要坚持。"盒子我没有能推掉，是两瓶红酒。

十五

第二天，1月22日，周日。由于接下来是春节长假需要调休，那天正常上班。

早上，小嘉妈妈发来了很长的信息："如果今天住院，能否保证27号出院？女儿术后来月经了，应该是好事吧？月经期做治疗有影响吗？化疗前的检查是否要禁食？如果可以，今天我们能住院吗？我对女儿解释的是肚子不舒服来复查。明天您来见她的时候，能否说 PET 结果显示是未成熟畸胎瘤？因为我带她做 PET 检查时曾告诉她结果周一出来。然后，您当面建议我们做 3 个疗程的药物治疗（请避免使用化疗这个字眼），说目的是巩固手术效果，加个双保险。不当之处，请您指正！对您的感恩和依赖无以言表……"

我当时在出门诊，只好简短断续回复："好的，稍等，先来住院。一种化疗方案是 5 天，另一种是 1 天，先禁食，方案再商量。"

门诊结束后，我向主管国际医疗部的负责人汇报病情，她说马上就是春节长假了，现在打化疗，假期正是不良反应最重的时候，处理起来比较困难，容易出事。

正在这时，小嘉妈妈发短信给我："我们大概一个小时后到，刚跟孩子做通工作，只说住院做术后复查。"

我赶紧回复："先不住院，领导建议春节后再打，或正月初五以后打，您决定吧。"

小嘉妈妈："那我们先回家，如果期间没事儿发生，就定初六吧。给您拜年了！"

十六

1月23日。我以为真的要初六才能见到小嘉了，没想到小嘉妈妈一早就发短信给我："明天上午您能抽时间见一下小嘉么？我们对她说是让您看 PET-CT 结果。"

我正在纳闷小嘉父母为什么突然想让小嘉见我，结果小嘉妈妈发来一条长信息：

"明天见面的目的：1.由您告知她病情结论，说没有之前判断的那么简单，但也足够乐观。比如就像上次说的一样是畸胎瘤，即便她自己上网查，也是可以治愈的病症，这就是我们想要达到的效果。2. 如何向她解释会出现病情诊断的反复？如果可能，此处尽量模糊淡化。但如果她非要强调要求知道，我之前做的一处铺垫或许有用，供您参考：手术后我曾对女儿说过，术中因为包块有破溃，医生曾建议切除被压迫的一侧卵巢，但是被我拒绝了，现在 PET-CT 结果显示该卵巢或许存在被感染（侵犯）的隐患，为保险起见，医生建议预防性药物干预。或者，您告诉她下面括号内的内容，是她爸爸拟的。（今天看术后效果，总的来说恢复不错，但是由于你的囊肿比较大，与其他部位有粘连，一次手术不可能完全清除干净，上周的 PET-CT 检查显示就有一些残留。在过去，这种情况即使小的囊肿也要再次手术切除，但现在科技进步了，可以用药物治疗而不再需要手术。）

由于知识局限，词不达意，仅供您参考，或者由您提供更为专业、合理的解释，那就再好不过。总之，要避免使用化疗这个字眼，而用药物干预。"

随后小嘉妈妈又发来一条信息："之所以急于赶在明天上午见您，是因为22号接到安省名校桑希尔中学的录取通知，必须赶在25号下午前汇出学费，我们希望借您之口将病情告知她，既合情理（因为上周一做PET-CT时我告诉她结果这周一出来，然后找谭医生看结果），又足够可信，而我们亦装作和她一起初次知道这个消息，然后下午再一起去汇款，似乎更多一些可以治愈的乐观预期，无形中增加她的信心。还有就是治疗时间，不知道您假期如何安排，如果可能，我们初三就可以住院。总之，一切拜托！"

我同意了小嘉妈妈的请求，找了一间环

境不错的诊室，与小嘉交谈了很长时间。我尽量显得轻松，不时和她开句玩笑，小嘉妈妈也在旁边"开心"附和，小嘉对我的话一点都不怀疑。

晚上10点，小嘉妈妈发短信给我："太感谢您了！无以言表……医病医德，仁心仁术，祝新春快乐，好人一生如意！我们还是决定先好好过春节，初七住院。"

十七

2月3日，正月初七，春节长假的最后一天。小嘉妈妈发短信给我："我们大概9点半到医院，不知道这次是否还是住11楼1病房，如果是，千万拜托嘱咐医生、护士隐瞒病情。千万别说化疗这些字眼，就说打药或注射。"

我根据专业组讨论意见并结合文献，与

小嘉父母商量后，选择了对小嘉生活状态影响最小的化疗方案，每次化疗 1 天，3 周重复一次。

我向病房医生和护士通报了小嘉妈妈的请求，请大家配合。护士按照小嘉父母的要求，把化疗药物的原始标签撕掉，写上所谓的增强免疫功能药物。

隐瞒病情的工作非常艰难。因为小嘉太聪明了，她要是一个劲儿追问，我很难做到没有一点漏洞。好在小嘉的性格还和术前一样，不爱多说，也不多问。

为了真实一些，我每次查房都要表现出轻松愉快的样子。我跟小嘉说，她即将前往读书的那个加拿大城市我去过，秋天特别漂亮，我让她有空给我们寄枫叶。小嘉愉快而简单地回答："这没问题，一言为定！"

十八

小嘉化疗结束后当天晚上就回家了，准备休息一段时间后进行第二次化疗。

化疗药物会引起恶心、呕吐，我让小嘉父母从药店外购了目前效果最好但还没有进入医院的镇吐药。我还让小嘉爸爸去买些特别好的脐橙，让小嘉恶心的时候闻闻橙子皮，可以减轻症状。

但是化疗引起的脱发我们却无法阻挡。于是我对小嘉说，免疫增强剂的主要不良反应就是掉头发。我安慰她用药结束后头发会长起来，比以前黑而且是自然卷，都不用烫。

其实我知道有些话是站不住脚的。这个年代的小孩很聪明，任何问题都可以从网上找到答案，但是小嘉从来没有和我们正面交流过病情，我们很默契。

小嘉父母的痛苦我能理解。小嘉好不容

易出落成大姑娘，却遭遇如此巨大的不幸。小嘉妈妈说，小嘉从小到大都受到家人重视，几乎说一不二，所有的要求都会被满足，可以说到了娇生惯养的程度。现在碰到这样的情况，他们不知该怎样面对小嘉。

我问小嘉妈妈小嘉的情绪有变化吗，她说好像没有什么变化，她还像以前一样要脾气。我说这很好，说明她对自己的情况不是特别悲观，要是突然特别懂事，反而糟糕。

小嘉妈妈说，她希望出现奇迹。

十九

遗憾的是，奇迹没有出现。第一次化疗之后，小嘉的血常规就出现了问题，白细胞持续减少，用了四针特殊的药物后白细胞才勉强回到正常值。更糟糕的是，包括影像学和血液指标的检查显示，肿瘤对化疗一点反应都没有，病情恶化很快，小嘉的腹腔里面出现了复发的肿瘤。

更不幸的是，第二次化疗时小嘉出现了药物过敏反应。这样一来，化疗只好暂时停下来，准备讨论后更换方案。

小嘉父母非常着急，他们知道我曾经到美国几家肿瘤中心学习过，就问我这个病在国外有没有办法，可不可以到美国去治疗。

尽管我们检索的文献都是国外的，但我不想阻止他们前往国外看病，我甚至希望国外医院能对小嘉的诊断或治疗提出一种不同于我们的意见。

2 月 27 日，小嘉妈妈发来信息，说他们联系上了一家出国看病的中介机构，中介推荐了几家医院，她想发给我参谋一下。

我看完她发给我的邮件后短信回复她："资料中提到的三家医院，分别是纽约、波士顿和休斯敦的医院。我 2012 年到美国进修的时候，这三家医院都去过。只要能联系上，都可以。"

小嘉妈妈又问我："哪家医院对小嘉的病治疗最权威？"

我如实回复："由于病例很少，没有权威不权威之分。相对而言，纽约纪念斯隆·凯特琳癌症中心手术强，癌症治疗一直排名第二。休斯敦的 MD 安德森癌症中心化疗强，长期排名第一。波士顿布莱根妇女医院丹娜法布尔癌症中心是哈佛大学的附属医院，排名第五。"

我推荐他们去 MD 安德森癌症中心。小嘉父母很快联系上了 MD 安德森癌症中心。由于有专业中介协助，又是出国看病，很多手续可走绿色通道。3 月 27 日，小嘉一家顺利获得了美国签证，订好了 4 月 8 日前往旧金山的机票。

二十

我提醒小嘉父母，即使小嘉去美国，也未必有理想的结果。但小嘉父母说还是搏一把，否则会留下遗憾。我对小嘉父母的选择表示尊重，并让主管医生把小嘉的部分病历译成英文，帮忙准备就诊资料。

美国医生特鲁多说："有时是治愈，常常是帮助，总是去安慰。"然而有的时候，当这几种可能都没有的时候，我们唯一能做的，可能就是尊重。

我尊重小嘉父母的选择，只要不违背医学原则和法律法规，我都会尽量给他们提供帮助。

二十一

4 月初，距离出国的日子越来越近，然而小嘉的病情却突然加重。

4 月 3 日，小嘉妈妈发短信给我："小嘉昨天开始出现腹胀，是否要去医院就诊？"

我让她尽快到医院急诊。

小嘉妈妈问："孩子抵触去医院，可以自己用点药物吗？"

我回复说："如果能缓解还行，否则赶紧到医院。"

4 月 4 日，小嘉妈妈短信中跟我说："小嘉腹痛还是持续，准备明早去医院，可是我们 8 号的机票，她现在的身体状态我很担心，怎么办呢？"

我回复："先来医院对症支持，然后再说。"

我对小嘉父母说，小嘉在国内我可以尽

力帮她，至少我们之间的交流没有障碍。出国之后，就会在一个完全不熟悉的环境中，语言不通，很多要求连表述都难，更不用说得到满足。我感觉小嘉父母的英语一般，难以达到和医生交流的水平。

小嘉父母还是决定克服一下，搏一把。

二十二

4月5日晚上，也就是我给同期住院患者小昭切除腹腔巨大肿瘤的前一天晚上，小嘉妈妈微信中向我询问病理的事情。

她说："收到MD安德森癌症中医生团队的回信，病理医生看了染色切片以后觉得诊断不太明确，希望尽快拿到蜡块（再做进一步检查）。我这儿有20张白片，今天寄出，也差不多要8号才到。您看我是寄过去呢，还是随身携带，8号下午到休斯敦后直接送往国际部？"

我回复说："切片随身携带更妥。"

小嘉妈妈发来了小嘉最近的检查结果，是十几张化验单的照片。

我回复："肝、肾功能还可以。说实话，我希望美国医院有不同的诊断，并有更好的治疗方法。明天上午有一个包块比小嘉的还大的患者要手术，所以我可能后天才能回复您。"

二十三

4月6日，我做完了那台腹腔巨大肿瘤的手术后看到了小嘉妈妈的短信："小嘉的腹部隆起来了，感觉就像术前的那种情况，怎么办？"

我回复："估计是肿瘤在长，希望后天能成行。如果腹胀很重，就来医院吧。"

小嘉妈妈："改签了明天走，早走一天是一天！就怕飞机上出状况，有没有应急的意见和建议？"

我如实回复："如果是逐渐发展，应该没有大的状况。但实话实说，如果出现状况，就飞机上的条件，几乎没有应对措施。"

小嘉妈妈："假设今天突发状况，该怎样处理？二次手术么？"

我回复："如果你们要求，可以二次手术，但能否下手术台，结果如何，完全无法预料。"

小嘉妈妈："了解了，由命吧。"

4月7日。小嘉妈妈发短信给我："昨夜纠结，没有改签。"

二十四

4月8日，小嘉前往美国的日子。早上

小嘉妈妈发短信给我："昨夜小嘉腹胀憋闷，干呕，睡眠不好，怕是承受不住飞行颠簸。如果不赴美，如何缓解痛苦？"

我给小嘉妈妈打电话，但响了一声就断了，可能小嘉在旁边，她不方便接电话。于是我给小嘉爸爸打了电话。小嘉爸爸告诉我，他其实一直都不太同意去美国，但孩子妈妈想去……

我当时在高铁上，信号不好，就给小嘉爸爸发短信："小嘉爸爸，我不支持也不阻拦，否则小嘉妈妈不甘心。如果最后决定成行，您在前往首都机场的路上，可提前通过机场热线申请绿色通道，让小嘉少遭些罪。"

我又给小嘉妈妈发短信："我已经和小嘉爸爸联系。如果今天不能成行，周一上午去看宁晓红教授门诊，她是舒缓医疗专家。您可从网上搜微电影《最后一程的温暖》。"

然而，小嘉妈妈却问我："还有手术希望么？"

我回复："手术后呢？发展太快了呀。当然，我会提请专业组讨论，但讨论结果我能预料到。"

小嘉妈妈："美国医生刚刚回复了。"

我问："是什么？"

小嘉妈妈："大意是说，很遗憾疾病有进展，这也是他们让我们尽早过来的原因。他们还没有得到最终诊断，但是不要认为最终诊断一定与现在中国的诊断相同。新寄来的切片的病理评估正在进行中，他们会根据结果制订计划，可能会包含手术之前再进行化疗，化疗方案可能与中国的方案不同。但是，目前没有最终确定诊断，他们还不能给出确切方案。"

她给我发来了英文的信件，然后问我：

"手术有没有可能争取点时间，希望下次去能用得上。"

我回复："这需要专业组讨论，并行术前准备。目前只能对症支持。"

二十五

我一直在想到底小嘉最后起床前往机场了没有，但我预感多半不能成行。因为如果10点钟都没有出发，中午的飞机肯定误了。

10点30分左右，小嘉妈妈发来短信:"今天小嘉情况更糟，一直在昏睡，不愿意起床，都2天没吃东西了。"

我和小嘉爸爸通了电话，他说小嘉情况太差，去不了机场了。

二十六

下午3点，小嘉妈妈短信问我："小嘉

很痛苦，什么姿势都不舒服，干呕、疼痛，到医院有方法缓解么？"

我回复："可能要插胃管，禁食，周一看宁晓红教授门诊。"

小嘉妈妈问："这两天没有办法么？孩子痛苦。"

我回复："去急诊吧，收住院。我已经和总值班说过了。"

半个小时后，小嘉妈妈发短信给我："住院之后，措施就是插胃管、禁食？还有其他什么措施？是不是就意味着不会再回到家了？"

我回复："那倒未必。"

二十七

小嘉当天没有来住院。3天后，4月11日，小嘉妈妈突然给我发来一张图片，是小嘉的微信截图。图片我一时半会儿打不开，我预感不好，忙问小嘉怎么了，是不是出了状况。

小嘉妈妈回复说，她今天第一次看小嘉的朋友圈，发现了这张图片，是小嘉在大年三十的时候发的。小嘉在朋友圈中说，她喜欢您这样身高和她差不多的主治医生，没有违和感……

我建议给小嘉找一家临终关怀医院。小嘉父母对临终关怀医院很抵触，因为这样就几乎宣告了小嘉的最终结局，他们无法在那样的环境面对小嘉。她说即使是到我们医院，小嘉现在也不愿意。

我语音回复："我跟小嘉爸爸联系了，让他去看疼痛门诊。上午是黄宇光教授，麻醉科主任。下午是主治医师，如果挂不上号，就联系我。"

我再次告诉小嘉父母，任何时候都可以来医院，我负责协调。

小嘉妈妈："谢谢您的意见。孩子爸爸明天一个人去香港看诊，带 PD-L1* 回来，我在找哪里可以注射。"

我问："疼痛门诊看了吗？"

小嘉妈妈："看了，孩子爸爸去的。"

二十八

4 月 12 日，小嘉妈妈发短信给我，我问她是否方便接收微信。她回复说方便。

我将我发给黄宇光主任的求助信转发给她："黄主任好！首先感谢您上周四的全程支持，病人术后恢复很好，非常感谢，回头我将心路历程写出来给您！又有一事相求：我的一个病人，14 岁女孩，巨大卵巢恶性神经外胚层肿瘤术后，很罕见，预后极差，

注：* 一种新的肿瘤靶向治疗药物，在某些晚期癌症的治疗中有一定疗效。

平均存活期就几个月。她化疗不良反应重，又过敏，故停止了治疗。家属本准备去美国治疗，但因病情进展，前天未能登机。现在小孩疼痛很重，又不愿住院。我推荐家属来门诊找您。我记得您在肿瘤医院讲过，不能让恶性肿瘤病人痛着离开。"

过了很长一段时间，小嘉妈妈才回复我："孩子睡了，我刚有机会和时间仔细看您的留言。感动，感激，感恩，遇到您，是小嘉不幸生命里的一抹温暖。她喜欢您，感谢被她重视的人同样重视她，我替她谢谢您！我稍迟些再去看黄教授门诊。"

二十九

4 月 13 日。小嘉妈妈发短信给我："刚才小嘉爸爸给您打电话关机了，他在香港。下午去玛丽医院看医生，被告知不允许带

PD-L1回来，打算明早再去养和医院碰碰运气。现在小嘉的状况一天不如一天，腹部胀大，基本吃不下东西。今天MD安德森医院反馈回来的病理结果是高钙血型小细胞癌，不知和神经外胚层肿瘤比较，预期是否乐观一点点？PD-L1对其可否有效？非常不好意思的是孩子一刻也离不开我，所以我不能及时回复您的信息。"

我说我已经和小嘉爸爸通过了电话，情况已经了解。我遗憾地告诉小嘉爸爸，卵巢小细胞癌的预后与原始神经外胚层肿瘤一样差，甚至更差。

三十

4月17日，周一。小嘉妈妈突然发短信给我："还有手术可能么？"

我回复："如果你们有要求，我提请妇

科肿瘤专业组讨论。"

4月18日，周二。小嘉妈妈发短信给我："小嘉的情况极度糟糕，腹部肿胀比术前更甚，非常痛苦！"

我回复："理解，但我能做的真的有限。在这个阶段，舒缓医疗专家宁晓红教授更有经验，我已经和她联系了。"

小嘉妈妈："我在想，与其没有任何希望，不如放她走！因为我一直对孩子说月底再手术，孩子还是充满信心，虽然痛苦，至少没有绝望。就让她带着希望走吧，在手术台上！"

我回复："这不可能，减少痛苦的舒缓治疗有很多方法，不能采用这种方法！"

小嘉妈妈："看完宁教授门诊后能住院么？在家实在扛不住了，孩子再不愿意，也要去住院。"

我让他们尽快住院。

然而，过了一周，小嘉也没有来住院。

三十一

4月24日。小嘉妈妈短信联系我："小嘉病情恶化，腹部极度膨胀，肚脐都要溃破了，想做手术，可以么？"

我回复："专业组讨论的结论是不能再手术了，建议您到舒缓治疗医院。"

小嘉妈妈："先不说一时之间找不到合适的地方，问题是小嘉只信任您和你们医院。"

我微信问她能否接电话，她说能。于是我给小嘉妈妈打了电话。我说尽管小嘉的病情很重，但无法判断她还能坚持多久。我建议不要让小嘉住国际部，如果时间长，花费就太大。如果需要，我可以协调普通病房。

小嘉妈妈得知普通病房是 3 个人一个房间，而且探视比较困难后，坚持要求住国际部。她说费用不用考虑，他们就这一个孩子，只要小嘉能好受些就行。

小嘉妈妈在电话中哭着告诉我，如果小嘉走了，她自己不会再活下去。我苍白地进行了劝慰，说刚刚争取到床位，让他们赶紧到医院来。

然而，我们等了一天，小嘉也没有出现。

三十二

晚上 7 点左右，小嘉妈妈发短信给我："小嘉已经不能出行了，整个下午都处于昏迷状态，呕出大量咖啡色液体。"

我回复："最后一程了！无论如何，我想劝您，您对小嘉的心痛和不舍，是因为您养育了她 15 年。同样，您父母也是看着您长大的，他们像您爱小嘉一样爱您，您要想想他们。"

小嘉妈妈："和天下父母一样，子女是咱们的命。但小嘉对我的意义不止于此，她是我的爱，只有在她面前，我会撒娇，会冒傻气，会变回没有伪装的、纯粹的我；她是我灵魂停驻的所在，这十几年，我们去过无数地方，都是我们俩一路相伴相依。她离不开我，我也离不开她，我无法想象没有她的日子，活着和死有什么分别。我一直无法原谅自己，因为我未能及时发现，让孩子病情严重至此才就医；因为我常识匮乏，让孩子无端多遭许多罪；因为我的犹豫未能早一点去美国就医，以致延误治疗。也许术后就走，结局会有不同。但一切都晚了，她有这样的父母，是她的命，也是她的劫……"

"还有就是非常感恩能遇到您，小嘉喜

欢您，她也应该感到安慰，她重视的人也重视她、关心她。"

我承认，我流泪了……

三十三

4月25日，周二。小嘉妈妈发短信给我："非常抱歉，昨天因为孩子太虚弱没能来住院。不知道今天还可不可以？如果行，我们叫救护车。"

这个时候，我却有些犹豫了。因为小嘉妈妈太爱小嘉了，说她要与小嘉共进退，一旦孩子有个三长两短，她绝不独活。

小嘉妈妈的这种情绪让我很担心。如果小嘉在医院走了，小嘉妈妈再失去理智，在医院发生不测，我作为主管医生，怎么说都难逃其咎。

我和小嘉爸爸、小嘉舅舅进行了沟通，

坦陈了我的担心。小嘉舅舅表示，一定会去做小嘉妈妈的工作。

我给小嘉妈妈发短信："刚才已和孩子爸爸沟通，来住院吧。"

我们再次为小嘉留出了床位。然而，小嘉仍然没有前来。

三十四

4月26日，周三。小嘉妈妈说，小嘉终于同意住院了。

小嘉父母希望我们尝试抽一下小嘉肚子里的腹水，让她呼吸稍微舒服一些。

事实上，病情发展到这种程度，任何操作都有危险，都可能导致呼吸心跳停止，包括抽腹水，但我还是答应了小嘉父母的要求。但我提醒他们，小嘉的肚子里面多半是包块，未必有多少腹水。

下午，小嘉妈妈发短信给我："小嘉已经住院，不过是 1 床，不是以前的 20 床。"

我回复："20 床清静，但离护士站太远，我晚点过来。"

小嘉妈妈："刚才 B 超医生说腹水不够穿刺，小嘉问那肚子怎么这么胀，我问 B 超医生难道是胀气太多，医生也附和。小嘉问如何解决，B 超医生说少吃东西多走动。小嘉自己很担心，问我这是好还是不好，我安慰她说等下您来会处理。

"还有，我对她这次发病迟迟未做治疗的解释是：一是医院规定两次手术间隔最短 18~20 周，她上次手术是 12 月 28 号，这次手术最快也要排到 5 月初。二是我们去香港采购了一种新型注射药物，可以不用手术，但需要身体各项指数达标才可以。所以这次到医院就抽腹水、补液，调理好状态，再注射药物或二次手术。"

出完门诊已是晚上 7 点，我到病房去看望小嘉。

3 周没见，小嘉的情况非常不好。腹部胀得像小山一样，把皮肤撑得跟纸一样薄，肿瘤向上把肺压迫得差不多了，需要持续吸氧才能维持基本的血氧饱和度。

尽管如此，小嘉还是很努力、很礼貌地和我打招呼。

我按照进病房前小嘉妈妈的嘱咐，轻松地告诉小嘉，我们决定了，这次住院就是做术前准备，五一节后给她做手术。

小嘉努力地回答："好的,快点排期啊!"

三十五

晚上 10 点，小嘉妈妈发短信给我："刚才小嘉爸爸和小嘉舅舅对我转述了你们之间的谈话内容。首先，我正式向您一直以来对小嘉倾注的关心和超乎职责的爱护表示无以为报的感激！孩子舅舅讲了您对我的关怀，我感动的同时亦觉惭愧，我在恣睢悲己时没有考虑到这可能给家人或医护人员造成困扰，而这困扰我想所未想，却是您们职业顾虑中的一个客观存在。您放心，我现在的心情较之前平静些，不会有过激行为，而且即便是有，也绝不会针对医院和医生的任何质疑问责。对医院和您，我只有感恩。"

我回复："理解理解，您自己抽空好好休息吧！"

小嘉的家人很善良，很通情达理，这也是我愿意帮他们的原因。

三十六

4月27日。小嘉妈妈发短信给我："小

嘉昨夜以来腹胀痛苦加剧，难以入眠，疼痛亦有不受药力控制的趋势，请会诊时酌情考虑。"

我回复说舒缓医疗专家和镇痛专家来会诊时，我会强调这个情况。

小嘉的父母很痛苦，我也很痛苦——眼睁睁地看着小嘉的病情一天天加重，我却无能为力。然而，我仍然像以前一样，查房时假装轻松、面带微笑地和小嘉聊天，尽管可用的句子越来越少。

我感觉小嘉可能已经知道真实情况了，但她就是不问。这很可能是小嘉的聪明之处，她早就知道大人们在骗她，所以她也配合在演。其实很多绝症病人与家属之间的关系都是这样，不想揭穿，维持默契。

我建议小嘉父母告诉小嘉真相，我觉得这样一直瞒着她太残酷。小嘉一直活在我们编织的谎言当中，尽管是善意的，但对小嘉而言并不公平。

但小嘉爸爸坚持不愿告诉小嘉真实情况。小嘉爸爸说，孩子太小了，对死亡会充满恐惧，希望能把这种恐惧截留在成年人世界中，让小嘉带着希望离开。

我再次尊重了小嘉父母的选择。

三十七

4月28日晚上，小嘉妈妈发短信问我："小嘉刚才说想吃米饭炒菜，可以少量进食么？"

小嘉腹胀很重，已经肠梗阻了，需要禁食、禁水，按原则是不能进食的。但撇开医生的角度，我想小嘉都这样了，想吃点什么就满足她吧。然而作为医生，我不敢这样直接建议。

我回复："医嘱肯定是不让吃。"

小嘉妈妈："吃了会有什么后果？"

我回复："腹胀加重。"

小嘉妈妈："好的。"

我不知道那天晚上小嘉到底吃上了米饭炒菜没有，第二天查房时我也没有忍心问。

三十八

4月30日。小嘉妈妈发短信给我："我想最大限度减少小嘉的补液量。她胀得太痛苦了。"

我让值班医生减少了输液量。

我对没有告诉小嘉真实情况很内疚。我请教伦理学专家，是不是要再次建议小嘉父母告诉孩子实情。我一直在尊重小嘉父母的选择，却一直在对小嘉撒谎，这是不是不人道、不道德。专家说这倒未必，因为小嘉毕竟还没有成年，还是尊重小嘉父母的选择为好。

三十九

五一假期，小嘉的病情继续加重，神志时而清楚，时而不清楚。

小嘉父母要求不做任何有创伤的检查，后来连抽血化验都不愿意做。

我最后一次尊重了他们的选择，很理性的选择。因为，正如小嘉爸爸所说，化验结果不好又能怎样？

5月4号下午，我接到病房医生的电话，说小嘉的情况很不好，说小嘉想见我。我赶紧停下门诊赶到病房。小嘉已经处于弥留状态，喃喃地说："叔叔抱抱，叔叔抱抱！"

我俯下身，拥抱了小嘉。但小嘉的肚子胀得太大了，我抱不过来。小嘉似乎有回抱我的冲动，由于手上有输液管，她动不了，但她的嘴角露出了一丝笑容。我忍不住转身逃出病房。

晚上9点多，值班医生打电话给我，说小嘉已经走了，很平静，小嘉父母也很平静，不需要我过来。

但我还是从家里赶到了病房。我揭开小嘉身上的白单子，对小嘉说："对不起，叔叔没能帮上你。"

我和值班医生一起，站在小嘉的床前，深深地鞠了一躬。

那天是5月4日，青年节。

四十

3周之后，5月25日，小嘉妈妈发微信给我："您回京了么？直到现在，对您的感恩无法言表。曾经一段日子，您是我们的精神支撑。如果不见外，有事可找我们。"

我回复："很高兴您能给我发来微信，因为这说明您已经挺过了最艰难的一段。保持联系，互相帮助！"

6月26日，我的文章《一台手术背后的故事》在微信公众号上发表之后，小嘉妈妈给我发来微信："刚看了您的文章，仿佛又回到那段梦魇般的日子，想到您对孩子的爱和怜惜。只是小嘉她没有好运气。对于您的每一段文字，每一个担心，每一次斟酌犹豫，我都有强烈的感同身受……"

我回复："其实小嘉的故事更感人！但是我不敢写。如果您愿意以这种特殊形式来纪念小嘉，我倒是真的愿意写。"

小嘉妈妈回复："为懂得流泪。我正在整理孩子的文字、漫画作品，希望可以付梓成集。如果能够收录您撰写的关于她的文章，是纪念，也是荣幸！"

四十一

尽管获得了小嘉妈妈的同意，我却迟迟没有动笔，因为写起来太沉重，直到我答应为中华医学电子音像出版社撰写这本叙事医学人文的小册子《见证——一个协和医生的温情记录》。

8月4日，《中国青年报》发表了《切除的肿瘤，弥合的裂痕》一文，讲的就是与小嘉同期住院的一个患者的故事。我将文章链接发给小嘉妈妈，因为文末提到了小嘉。我这样解释："您看一下文章。希望文末的内容不让您过分难受，很抱歉没有征求您的同意。报社想采访您，被我拦住了。"

小嘉妈妈回复："能感受到您的善意，有温度的文字。锥心之痛，非死不能终。还

有，我想让您知道的是，小嘉是真心喜欢您
的。她这一生心性高傲，师长中让她心生喜
欢的只有 3 个人，您是其中一个。您知道，
她是一个多么吝啬说爱的孩子啊！"

我回复："谢谢小嘉，谢谢您！有机会
我一定会好好写出来！"

这就是我整理出这篇长文的原因。尽管
冗长，但我不想过多删减；相反，我希望尽
可能保留小嘉父母和我的原始交流记录，以
此作为对小嘉的纪念，也作为对小嘉父母的
安慰。

02 花季少女

每种事情，都会有第一次。

一

1992 年 2 月底，我们来到了川西平原西端的邛崃县实习。一天下午，急诊推来一位昏迷的女孩子，小惠（化名）。小惠才16岁，由于妈妈不同意她和同学自由恋爱，她一气之下喝了一整瓶的农药——乐果。她来的时候口吐白沫，身上都是呕吐物，是乐果特有的、甜甜的芳香气味。

在带教老师的指挥下，我们迅速给小惠插了胃管，用大量的清水进行了洗胃，洗得满屋子都是乐果味。带教老师让护士给小惠滴入阿托品维持心率，还要求家属将小惠的衣服全部脱下来扔到阳台上，然后用清水擦洗身体，否则衣服上的农药会通过皮肤再吸收。

脱衣服的医嘱遭到了小惠妈妈的强烈反对，带教老师反复劝说，僵持了很久。直到老师动怒了，小惠妈妈才勉强同意给小姑娘脱衣服和擦身子。带教老师是男的，回到办公室指挥，我则到治疗室去帮助准备阿托品，吸满20毫升后，到病房交给我的同学们去静脉注射。

老师告诉我们，抢救有机磷农药中毒的时候，主要就是靠阿托品维持心率，没有极量，药量可以不封顶，以维持心率、维持不让瞳孔缩小成针尖为原则。我最初在治疗室一支一支地消毒安瓿后敲断玻璃瓶，然后吸出药物，最后是一排敲4支。即使如此，也不能供应病房患者的需要。

二

抢救一段时间之后，小惠的神志恢复过来了。小惠妈妈看她醒来了，高兴得直哭，同时又气又爱地骂小惠。我们几个实习生自然也很高兴，因为这是我们第一次参与抢救病人。

但是老师警告我们，不要高兴得太早，说小惠喝的农药太多了，发现得又不及时，肠胃里的、身上和衣服上的农药要是再吸收，就麻烦了。

老师的话不幸言中。小惠神志清醒仅仅维持了很短的时间，就再次昏迷了，而且越来越重。到晚上 9 点以后，小惠进入了深昏迷，压眶反射（压病人眼眶时病人有疼痛的表情）和瞳孔的对光反射（用手电筒照射病人的眼睛，正常者瞳孔会迅速缩小）先后消失。同时心率一直往下掉，掉到每分钟只有

30 多次了。

三

一大箱的阿托品都被用完了，我一个人敲阿托品已经供应不上了，于是同组的实习同学也到治疗室帮忙抽药。但是，最后心率完全降了下来，小惠的呼吸彻底停止了。我是在场唯一的男生，老师让我去向小惠家属宣告死亡。

尽管我不止一次在电影和电视中看到过医生向病人家属宣告死亡的镜头，但真正让我去宣告死亡，我却发现开不了口。

我来到病床前，小惠的父母和其他家属直盯盯地看着我，他们当然已经发现小惠的头已经偏向一侧，没有气息了。但是，只要我们医生没有说出那句话，似乎就还有希望。

我不记得当时我是如何说的，大概学的是电影中医生们的口气，阐述了事实，表达了遗憾。随后，家属们嚎哭起来。

四

我转身逃出病房，到医生办公室向带教老师交差，三个女生已经哭成一团了。老师安慰说，都别哭了，做医生都是要见证生死的，要是死一个人就哭一场，那可真是哭不起，我们还要治疗下一个病人。他让我们统统回宿舍睡觉。

我们四个人垂头丧气，回到各自的宿舍，路上没有一个人说话。

那天我没有哭，但一夜都没有睡着。一个16岁的活生生的少女，昨天下午醒来的时候很爱笑的少女，仅仅几个小时后就真的离开了这个世界，实在是太残酷了！这是我第一次见到死亡的全过程，像做梦一样，我一时半会儿难以接受。

五

第二天早上，我发现我的左眼发胀，看不清东西。我以为是睡得不好的缘故，使劲揉了揉，又做了个轮刮眼眶的眼保健操动作，还是不行。又迷迷糊糊去洗了脸，还是看不清！

我大吃一惊，宿舍的哥们儿将我扶到眼科门诊。医生检查后大吃一惊，问我有没有剧烈头痛和呕吐。我说那倒没有，就是没有睡好。他问我昨天晚上是不是值班，我说是，抢救一个乐果中毒的女孩子，忙了大半个晚上，还是没有救过来。

眼科医生听了之后笑了起来，说："你是负责敲阿托品的吧？"

我无比惊奇地点点头。他说："你敲阿托品的时候，药物溅到你眼睛里了，你的左眼被散瞳了，当然看不清东西。没啥大事儿，过几个小时自然就好了。"

果然，中午以后，我的视力就恢复了。晚上，我在食堂见到那几个女同学，发现她们的眼睛还是肿的。

03 死而复生

鬼门关附近的风景，到底如何？

一

1992 年 9 月，我在医院老楼 8 号楼 3 层的心脏内科实习。国庆节前的一天，主治医生领着我们查完房之后，在医生办公室教我们做心肺复苏和人工呼吸。他说这些内容是心内科医生的必备技能，因为病房经常有病人突然呼吸心跳停止，马上就是国庆节，更要注意防范。

当时教学条件很简陋，没有像现在这样供练习心肺复苏的高仿真教学模具，我们就用枕头模拟练习。大家逐一进行心脏按压和人工呼吸操作后很快就散了，各忙各的，该出门诊出门诊，该去图书馆去图书馆。

二

那天是我的带教住院医师（我们统称老大）的主班，我得继续留在办公室和老大一起收病人和写病历。老大写的是住院病历，我写大病历。大病历的内容和篇幅比住院病历要多很多，一个项目都不能省，主要是为了训练。

我边写病历边和老大说，要是什么时候有机会让我上手做一次心肺复苏就太好了。

老大飞快地打断："闭嘴！等你自己值班的时候再说。"我讨了个没趣，继续埋头写病历。

三

我正在写病历的病人马先生是前一天下

午急诊住院的。马先生 40 多岁，山东大汉，自己开了公司，手下有几百号人。说实话，我对马先生充满了崇拜，他太有钱了，活得太成功了！

马先生说前段时间公司业务太忙，他四处奔波，非常劳累，感觉身体不太舒服。考虑到几百人还等着他吃喝，他就一直扛着，直到有一天上车时晕倒了才被送到急诊。马先生请求我们，诊断出病因、用上药后就让他早点出院。

根据马先生的心电图结果，我们初步诊断是预激综合征。这是一种快速型心律失常，发病时心率特别快，频率可达 180 ~ 200 次 / 分，多见于青壮年，突然发病，突然消失。每次发病短则几分钟，长则数小时、持续数天。病人除感觉心率慢不下来外，还有胸闷、胸痛、头晕，甚至晕厥。依据心电图，发作时诊断为"阵发性室上性心动过速"，不发作时诊断为"预激综合征"。

四

我正在从病房公用的《实用内科学》上摘录文献，突然主班护士跑过来喊："快，23床晕过去了！"

老大一个箭步就从我身边蹿了出去，回头恶狠狠地冲我吼了一句："跟上！"

我随老大跑到马先生的病床前，马先生已经完全没有生命迹象，头歪向一边。老大指向马先生的胸前："上！"于是，我开始做胸外按压，现炒现卖，都是刚刚学会的步骤！老大自己负责口对口人工呼吸，同时吩咐护士用血管活性药物，呼叫主治医师。

我最初既害怕又兴奋，胸外按压做得特别卖力。然而，复苏了很长一段时间，马先生的心跳和呼吸仍然没有恢复。马先生的爱人早上离开了病房，老大让护士去联系，却一直联系不上。

五

那天天气比较热，当时病房没有空调，我按压得满头大汗，汗水都滴到了马先生的胸前。当时病房还没有配备电除颤器，呼吸机得从手术室紧急调剂。老大说家属没来，必须继续按压。

我当然会继续，因为我对马先生太崇拜了，如果他真的就这样死了，那就太可惜了，所以我一直努力而规范地进行胸外按压。

幸运的是，大约半个小时后，马先生开始有了生命迹象，心跳逐渐恢复，呼吸也恢复了。马先生的脸上出现了痛苦的表情，伸手想推开我。

老大舒了一口气，让我停止按压。等马先生的病情基本稳定后，我和老大回到医生办公室继续写病历。

六

尽管被老大骂乌鸦嘴，我却很高兴。半年前我们抢救有机磷农药中毒的病人没有成功，而这次成功了，而且心跳真是被我给按出来的——坦白地说，我从前以为，所谓的心脏按压，多半是走过场而已，如此精密的人体器官，哪里可能靠这样原始的方法就按回来？又不是手扶拖拉机上装的那种有摇把的柴油发动机！

其实，我当时还想知道的是，马先生在呼吸心跳停止后到底是什么样的感觉。从理论上讲，如果我们不进行心肺复苏，或者复苏不成功，马先生的呼吸心跳停止半个多小时，可能就已经在鬼门关的另一边了。

七

第二天，等马先生的情况完全稳定之后，我来到他的床边，坐下来和他聊天。马先生的爱人在旁边不停地对我们表示感谢，包括我这个实习医生。等她到开水房打水的时候，我觉得机会来了，直截了当地问马先生："昨天您到底是什么样的感觉，最后看到的是什么？醒来后看到的又是什么？"

马先生说昨天上午我们查完房走了之后，护士来给他发药。马先生说他这一段时间特别烦躁，昨天上午还在用砖头大小的大哥大处理很棘手的事。通电话当中，他突然感到心脏非常难受，好像心都要跳出来了，全身都抽紧了，他觉得自己很快就要不行了。然而突然之间，马先生感到特别放松、特别释然，似乎世界上所有的人和事都与他没有关系了，他好像成为了旁观者。马先生说他觉得这一生都没有如此轻松和惬意过。

八

他的回答让我感到震惊，也感到不解。我接着问马先生醒来之后最先看到的是什么。马先生说感觉有人在胸前压他，让他喘不过气，特别难受，想把压他的人推开。

有人说，我们的时代是一个缺乏死亡准备和死亡教育的时代，我们强调你死我活，避免谈论死亡，也害怕死亡。然而，从被抢救过来的、"死而复生"的马先生的感受来看，死亡或许未必像我们所想象的那样恐怖。当死亡不可避免或者不得不面对的时候，坦然些或许更好。

04 感谢之后

有的时候，感谢会让人紧张。

一

在医院老楼七号楼零层消化内科病房实习的时候，我遇到了一个老年病人肖先生。肖先生的一般情况很差，骨瘦如柴，很长时间都不能吃东西了，就靠一根小小的鼻饲管，从鼻子插到胃里面，每天滴一点营养液来维持生命。

肖先生的诊断一直都不清楚，消化内科的教授"大佬们"多次会诊讨论，还组织了内科大查房，也依然给不出明确的诊断。后来肖先生完全卧床，一点都不能走动了。

传染科的一个会诊专家来给肖先生进行

肛门检查（简称肛诊），发现肖先生的肛门很松弛，他怀疑肖先生可能有特殊形式的性行为——肛交，所以不能排除艾滋病。

我们给肖先生抽血送了检查，但过了很久都没有见到结果。病房的主治医生提醒大家，肖先生需要专人专管，其他医生除非必须，否则不要跟着主治医生进入肖先生的病房。说是病房，其实就是一个大的病房中划分出来的、带有隔板的小格子空间而已。

二

当时觉得幸运的是，肖先生不归我老大管，是由同一组实习生、从浙江来的女医生和她的老大主管。然而一个星期天的中午，我在宿舍听长书连播，突然楼道有人叫我说有我的电话。电话是消化内科病房打来的，就是和我同一组实习的那个女生打来的。

　　她问我能不能到病房来一下，说病房有个男病人排不出尿，需要插尿管，她和她老大都是女的，不好意思，想让我去帮一下忙。

　　我屁颠屁颠就去了。当实习医生的时候，得到任何一个能在病人身上实际操作的机会都是弥足珍贵的。当时每天早上给病人静脉抽血都是由实习医生做，病人也认可了教学医院的这一行为。于是抽血成为一个很好的锻炼机会，同学们都抢着去。

　　由于半年前我在邛崃实习的时候天天抽血和做静脉输液，我就不再抢这个机会，直接就让给了同组实习的女同学，她为此还请我吃过冰激凌。那是我第一次吃冰激凌，以前都是吃冰棍，最奢侈的时候也不过是雪糕。

三

与给女病人插尿管不同，给男病人插尿管技术难度要大得多。女性尿道又短又直，最长5厘米，而且孔径较大。而男性尿道很长，不是直的，需要经过好几个生理弯曲才能到达膀胱。这一差别，也就决定了老年女性的主要问题是管不住尿（尿失禁），而老年男性的主要问题是尿不出来（尿潴留）。

给男性插尿管的时候，需要根据这几个生理弯曲的方向来插，否则会让病人痛得嗷嗷叫。想想就知道这样的操作如果不熟练病人得多难受。

四

我以前多次给男病人插尿管，一直都没有遇到困难，所以那个女同学一打来电话，我二话没说就跑到了病房。等我跑到病房才发现，需要插尿管的病人正是怀疑有艾滋病的肖先生。尽管心里有些不愿意，但都答应美女同学了，临阵脱逃总是不妥。于是，在女同学哀求和鼓励的目光下，我还是悲壮地上场了。英雄难过美人关，何况我呢？！

肖先生已经很虚弱，但还是努力和我打了个招呼。由于一上午都没有尿出来，肖先生很难受，小肚子都鼓起来了。

我打开导尿包，消毒、铺巾。肖先生很配合，导尿特别顺利。接上尿袋后，尿液一股股流了出来，很快就几百毫升了。

肖先生努力提气向我表示感谢："谢谢大夫，我这段时间从来没有这样舒服过！"

看到肖先生这样舒服，我很欣慰。我高兴地与女同学和她的老大告别，然后就回到宿舍继续听收音机去了。临走时女同学说，回头请我吃冰激凌。

五

半个小时之后，女同学打电话给我说，肖先生走了！由于肖先生住院时间长，病情是一天天加重的，肖先生的家属早就被告知病情了。家属没有要求进行抢救，包括胸外按压和人工呼吸等。

女同学说她就是打电话告诉我一下，没有别的意思，并再次感谢我的帮忙。尽管如此，我却有些不平静，因为无论如何肖先生是在我给他导了尿之后走的，似乎是我让他提前离开了。肖先生那句"特别舒服"的感谢让我很不安。因为，6 年之后，我碰到一个类似的病人，她说了差不多同样的话。

六

那是 1998 年的春天，我在协和工作了3 年后考取了博士研究生，上完基础课程之后到妇科肿瘤病房轮转总住院医师，协和简称老总。老总是一个枢纽职位，需要听从几个教授、副教授和主治医师的指挥，同时又要指挥几个住院医师，大到决定收病人住院、安排手术、开化疗医嘱，小到给大家分午餐券、领劳保用品等，都是老总负责。对病人进行一些操作，多数时候也是需要老总带领，甚至亲自上手，比如胸腔穿刺。

那时候病房同时住着好几个晚期和复发性卵巢癌病人，没有治愈希望，都是在对症支持治疗。有的病人出现了腹水或胸腔积液，导致腹胀或者呼吸困难，这就需要腹腔或胸腔穿刺，抽出液体，缓解症状。

抽腹水的技术含量和风险相对低些，尽管也有穿破肠管的危险，但总体而言，胸腔穿刺的技术含量和风险更高。因为如果定位不准，就可能穿破肺的血管或者肋骨之间的血管，或者让气体进入肺与胸壁之间的空腔，也就是胸膜腔，形成气胸。

我很早就是胸腔穿刺高手，一旦遇到比较困难的胸腔穿刺，都是由我来做。当时的技术条件还比较差，不像现在可以通过超声定位，而是用手叩诊来判断胸腔积液平面，然后选择合适的肋骨间隙。需要从上一根肋骨的下缘穿刺，这样才能避开走行于肋骨之间的血管。穿刺的时候，还要一直保持胸腔的密闭和负压状态。

七

英子（化名）是大型国有企业的高管，晚期卵巢癌，手术和化疗后复发了，对所有的药物都没有反应，也就是说耐药了。后来，英子的复发转移病灶布满了皮肤，全身都是疙疙瘩瘩的包块，瘦得皮包骨头，尤其是肋骨与肋骨之间，几乎都凹陷下去了。X线片显示英子的胸腔里面都是液体，属于重度胸腔积液。入院的时候，英子呼吸困难，主管教授指示行胸腔穿刺，抽出积液缓解症状。

由于英子的背景和病情特殊，胸腔穿刺由我亲自来做。我们用平车将英子推到治疗室，让她坐起来趴在椅子背上。我选好了位置，消毒、铺巾开始穿刺。

八

配合我操作的是一个老护士，曾经受过精神刺激，脑子有些反应迟钝。当时护士很缺人手，所以一直用她打杂。我用50毫升的大针管，一管一管地抽，抽完之后夹闭穿刺软管。老护士则负责接过去，一管一管地打出来，同时计量。

穿刺期间，几个下级医生进来询问我

其他病人的处理方案，我一边穿刺一边回答。过了一阵，我问护士我们抽了多少胸腔积液，她说 400 毫升。我觉得不可能才 400 毫升，因为我感觉都抽了十几针管了。她说，是啊，每管 20 毫升，20 管不就是 400 毫升吗。

我惊出了一身冷汗！我用的是 50 毫升空针，而不是 20 毫升空针，20 管应该是 1000 毫升！我立即停止穿刺，因为，胸腔穿刺抽取积液一般一次性不能超过 800 毫升。

我拔出穿刺针，用棉球压迫穿刺部位。我问英子感觉如何，她说呼吸畅快多了。

九

我们将英子用平车推回病房。由于呼吸改善了，英子的脸色好了很多。她对我说："谢谢你啊，谭大夫，我好长一段时间都没有这么舒服过！"

我听到这句话，突然感觉背上发麻，但由于楼上病房有事叫我，我就上去了。英子让护士把她儿子喊到病房来，说想和他说一会儿话。

半个小时之后，楼下病房呼叫我，说刚才胸腔穿刺的英子突然呼吸心跳停止，按照家属意见不做抢救。家属很理解这种终末期病人与溺水、触电、雷击等病人不一样，抢救基本都是徒劳的，所以希望病人离开的时候痛苦少一些。

英子的丈夫办完手续后，对我们表示了感谢，而且特别对我表示了感谢。他说他们去了离家近的医院，别人都不给穿刺。到急诊也不给穿刺，只有我答应给她穿了。我让他爱人舒服了一会儿，有机会和儿子说了一会儿话……

十

第二天早上交班的时候，我如实汇报了情况。主管英子的教授认为是胸腔积液抽得过多，引起纵隔摆动而导致呼吸心跳骤停，对我进行了严厉批评。但另外一位教授说，未必就是纵隔摆动，因为病人是恶病质，也可能是穿刺过程中肋间肌肉无力闭合，空气进入胸腔形成气胸所致。一个向来都很平和中庸的老教授则说，英子这样虚弱，风都可能吹倒，和穿刺的关系不大，被我碰上了。

尽管如此，我还是很自责和内疚。我怪不着那个护士，但从此之后，世界上少了一个胸腔穿刺高手。后来的胸腔穿刺，我都是让年资比我低的医生完成。最初他们还多少知道原因，后来就没有人知道了。

05 万分之一

万分之一只是概率，摊到头上就是百分之百。

一

1995 年 4 月，我急诊值班。从楼上接完班回急诊室的路上，就看见一个女病人被救护车送到了急诊门口。按照经验，但凡是女病人，不管什么情况，妇科医生去看一下都没错。

病人是个中年女性，脸色青灰，腹部膨隆，血压低到几乎测不到。转送病人的当地医生说，病人二十多天前在他们医院做过人工流产手术，他说手术中看见了完整的胚胎组织，也就是绒毛团。他还把当时的手术记录拿过来了。

当地医院给病人急诊抽血做了血常规检查，结果显示白细胞总数 4 万多（正常不超过 1 万），中性粒细胞百分比 95%（正常不超过 75%），符合重度感染的血常规表现。我的第一判断是人工流产子宫穿孔，导致腹腔感染，最后引起了感染性休克！

我让分诊台的护士呼叫内科医生。内科医生迅速把病人推到抢救室实施抢救，我继续到妇科诊室处理其他病人。

二

我之所以如此怀疑病人是感染性休克，是因为前两天进修医生老杜给我们讲的一段离奇故事。

老杜比我们大了不少，资深主治医师，是当地医院妇产科的副主任。通常而言，像他这样年资的医生，一般都不会出来进修了。我和老杜开玩笑说，是不是和嫂子闹翻了才来进修的。老杜不置可否笑了笑。

老杜经验丰富，喜欢抽烟和侃大山。一天我们值班的时候，他从东单二条的住处来到值班室和我们聊天。那个时候没有微博、微信，闲下来的时候，同事们还真能在一起聊聊天。

那天晚上，老杜给我们讲了一个他亲身经历的事儿。

一天下午，老杜接诊了一个因剧烈腹痛就诊的年轻女性。病人来的时候脸色苍白，脉搏又快又弱，测血压只有 80/50 毫米汞柱（正常应该不低于 90/60 毫米汞柱），急诊查尿妊娠试验阳性。

老杜说病人半个月前在他们医院做过人工流产手术，所以他首先考虑的是人工流产不全，或者异位妊娠（俗称宫外孕）。由于患者阴道出血不多，又有休克征象，所以老杜考虑异位妊娠的可能性更大。

三

所谓异位妊娠，就是正常情况下应该在子宫腔内生长的胚胎，生长到了子宫以外的区域。由于"种子"播撒的不是地方，"土壤"不如子宫内膜"肥沃"，很难开花结果。通常随着胚胎的生长，就会导致流产或出血，严重时会造成腹腔内出血，成为重要的急腹症。

异位妊娠是妇产科的夺命急症之一，在女性因为怀孕分娩而丧失生命的情况中，四分之三以上的原因都是异位妊娠。所以急诊值班医生都很重视异位妊娠，一旦诊断有异位妊娠导致的腹腔内出血，就需要尽快手术，不敢怠慢。

四

老杜说他按照诊疗常规进行了后穹隆穿刺，也就是通过病人阴道的最顶端进行腹腔穿刺。人体在站立或半坐位的时候，子宫与直肠之间的凹陷是腹腔内位置最低的部位，如果腹腔有血或者液体，就会积存在此处。

如果穿刺抽出来的血液不凝固，就说明有腹腔内出血。因为如果血是从血管内抽出来的，由于血液中存在一种称为凝血酶的物质，血液会很快凝固。如果血液是从腹腔中抽出来的，由于腹膜具有特殊的纤维化作用，血液会保持长时间不凝固状态。

老杜说他们医院人手很少，穿刺是他自己做的。他一针进去就顺利抽出了 5 毫升不凝血！这证实的确存在腹腔内出血，进一步提示了异位妊娠的诊断。老杜向他们主任汇报了病情，主任指示尽快手术。

五

老杜说，当时他们医院还没有开展腹腔镜微创手术，异位妊娠急诊手术都是通过开腹途径进行。手术室反应很迅速，很快病人就被推进了手术室。手术开始，由于患者做过剖宫产，有些粘连，但也很快进入了腹腔。

然而老杜发现，腹腔里只有几十毫升血，并不是事前估计的数百上千毫升血！老杜说他当时就傻眼了。没有大量出血，病人的血压怎么会下降呢？是不是异位妊娠的发生部位被肠管遮盖住了，或者在肝与横膈之间？老杜说他用手全面探查了腹腔和盆腔，但是没有找到活跃出血部位，于是他只好让护士给主任打电话。

六

老杜说他们主任其实比他大不了多少，

他们之间还曾经竞争过岗位。主任的脾气很暴躁，进入手术室后，对着他劈头盖脸就是一顿臭骂，说手术指征都不明确，就敢开肚子，这下开空了，怎么办！

老杜说的这事儿的确很麻烦。医学前辈说过，外科医生有三个忌讳。第一是不能在病人体内遗留任何异物，例如纱布、纱垫、钳子等，这是一辈子都不能犯的错误，所以关腹前医生、护士要反复核对，前后三遍。第二是病人不能死于台上。如果病人死在手术台上，会被指手术指征把握不当，根本不该做，或者被指术前准备不到位，操之过急，都不好解释。第三就是本来以为腹腔里有肿块、病变或出血，但开腹之后却什么也没发现，什么也没有，也就是开空了。

老杜说主任批评完了之后，她自己刷手上台，再次对腹腔及盆腔进行了全面探查，结果仍然没有发现任何明显异常。老杜说他看见豆大的汗珠从主任的额头上渗出，都差点掉到手术台上了，幸好巡回护士过来帮她擦掉了。

是的，每个医院都一样，等级森严，和军队差不多。但是也有好处，一旦及时将情况汇报或求助上级医生后，下级医生就轻松了很多：手术台上负责的，是年资最高的医生。

七

无奈之下，主任让护士打电话向她的老师，刚刚退居二线的老主任求救。老杜说老主任就是科里的救火队员，哪里出了问题，她就会出现在哪里，解决问题、分担责任。老主任很快来到了手术室，但她没有刷手，而是站在较高的凳子上，居高临下看着手术野，让再好好检查一遍。

老杜说，他和主任从上到下、从左到右对病人的腹腔和盆腔进行了检查。突然，老主任让他们停下，指着子宫后壁让他们好好看看。在那里，老杜他们发现了一个 0.5 厘米左右的破口，周围有炎性反应和少量出血。

老主任分析，患者十几天前进行了人工流产手术，她做过剖宫产，子宫都粘连到腹壁了，位置极度前倾，在手术中探宫腔或者吸宫的时候就可能造成子宫穿孔。这一次可能是破口感染后导致出血，引起腹膜反应，出现剧烈腹痛，反射性引起血压降低和心率增快。

八

老杜说，缝合好子宫破孔后，手术很快

就结束了。病人术后恢复也很好，很快就出院了。然而不久之后，病人把老杜的老师，也就是半个月前给她做人工流产的医生给告了。病人的索赔金额很大，而医院认为子宫穿孔属于人工流产的并发症之一，不能完全避免。双方无法达成一致，纠缠了好几年。

老杜说，他老师是当地的一位资深计划生育专家，做了一万多例手术，都没有事故发生，获得"计划生育手术万例无事故"光荣称号，这次子宫穿孔是第一例……

老杜说，是啊，遇上了万分之一，患者挨了一刀，的确不幸。而赶上这万分之一的医生同样不幸。他说他老师本来就有抑郁症，被投诉和官司折磨后，病情加重了，最后完全无法工作。

老杜为此伤感了很久。更糟糕的是，等老杜当副主任后，那个病人转而投诉他，干扰了他的正常生活，所以他才来北京进修逃避一下。

老杜的故事让我增长了见识，却差点给我带来了麻烦。

九

可以说，就是因为老杜的故事，我将病人毫不犹豫地转给了内科抢救室。然而十多分钟后，内科医生跑过来说，病人的情况复杂，不像感染性休克，腹腔内应该有出血，应该是失血性休克！

我赶忙跑到抢救室，给患者进行了腹腔穿刺，结果一针就抽出了不凝的血液，证实确实就是腹腔内出血。患者是中年女性，出血原因自然考虑与妊娠有关，首先考虑的就是异位妊娠，手术当然是妇科来做。

我打电话报告上级医生，同时联系手术

室和麻醉科。幸运的是，那一刻所有电话都是畅通的，可以说一路绿灯。十多分钟后，病人就从急诊室送到了手术室。

我们切开了病人腹部进入了腹腔，结果发现腹腔里面全是血，足有3000毫升之多！

我们将一摞大棉垫填塞到腹腔中，十多秒就清空了腹腔的积血。的确是异位妊娠！破口就在子宫的右角，还在呼呼出血。右侧宫角妊娠的诊断明确无误。

我们迅速钳夹了出血的地方，切除了右侧的输卵管，并缝合、修补了子宫。病人的血压和脉搏很快恢复正常，手术顺利结束。

十

第二天早上病房交班讨论会上，我受到了严厉批评，因为我把一个异位妊娠患者推给了内科，好在当天的内科值班医生很有经验，怀疑腹腔内出血并及时告诉我们，否则再耽搁一时三刻，病人很可能就救不回来了。

当时管病房的是连利娟教授，她说话很温柔，声音有些嘶哑，让我自己先分析一下。

我说病人二十多天前做了人工流产，手术记录明确描述刮宫刮出物中已经见到绒毛团，也就是胚胎组织，我没有想到居然还有子宫内和子宫外同时怀孕的情况。

连教授很严肃地问我："你知道宫内、宫外同时怀孕的概率是多少吗？"

我老老实实地低头回答说不知道。

连教授说："三万分之一！你回去查查资料，明天早上给我们讲一讲宫内、宫外同时怀孕这个题目吧。"

十一

从此以后，我对三万分之一这个数字终身难忘。也就是说，每三万次怀孕中，有一次会发生宫内和宫外同时怀孕。随着辅助生殖技术（如试管婴儿）的开展，这一概率上升了很多，最近有报道说是三千分之一。

网上有一句话："梦想总要有的，万一实现了呢？"都说万一，万一，万分之一到底是大概率事件，还是小概率事件？

老杜的老师遇上了万分之一，我遇上了三万分之一。

06 为你而生

为你而生，生而为你，生生不息。

一

1996 年 2 月 28 日，我值产科夜班，接班时来了一个孕妇小柔（化名）。小柔瘦瘦小小，用弱不禁风形容毫不为过。检查显示小柔腹中的胎儿不是特别大，可以自己生。

小柔来的时候是下午六点多，宫缩已经比较规律了。她不像其他孕妇一样在待产室的床上待着，而是不停地在病房内来回走动，显得有些心事重重。

最初我没有太注意到小柔，到 10 点半左右，我看她疼得比较厉害，就去检查了一下。我是想判断她什么时候能生下来，如果是后半夜，我得赶紧先去睡一会儿。

二

我做检查的时候，小柔问我能不能现在就剖了啊。我告诉她，她的胎心监护很好，产程进展也很顺利，一点儿剖宫产指征都没有，为什么要剖呢。

小柔说，明天是 2 月 29 号，今年闰年，要每四年才有一次 29 号，如果孩子后半夜出生，要四年才能过一个生日。她说小孩子对生日都很期盼，别的孩子每年都有生日可过，而她的孩子要四年才过一次生日，到时候会很难受。

我安慰小柔，那就不过阳历生日，过阴历生日，这样不就没有事儿吗。小柔回答说，由于信仰原因，他们家只过阳历生日，不过阴历生日。

　　小柔问我，如果不做剖宫产，有没有可能在 12 点之前自己生下来。我说这很难判断，分娩都是走一步看一步，不像卫星、火箭发射那样精确。我当时查小柔的宫颈口开了 6 厘米左右，如果顺利，也要 12 点前后才可能开全到 10 厘米左右。要在 12 点之前生下来不是完全没有希望，但难度非常大，关键得看她会不会配合。

　　小柔一听还有希望，马上说她会好好配合，试一试。于是，我对她进行了指导，让她每次宫缩来的时候就放松，没有宫缩的时候再稍微使点劲，这样宫口扩张得会快一些，而且不容易引起宫颈水肿。

三

　　坦白地说，作为产科医生，我更关心的是母子的安全和健康，比较讨厌那些算八字测时辰什么的，我有时甚至认为很愚昧。但是，这次小柔是例外。

因为小柔所说的孩子生日的事让我很感动，大概也只有妈妈才会对孩子的生日如此关心。于是，我决定试着帮她完成心愿。我再一次检查宫颈的时候，发现胎头下降很好，小柔的宫颈很软，于是我用手指帮她扩了扩宫颈。到 11 点半左右，小柔的宫口开全了。

四

我们把小柔推进产房，我帮她破了羊膜，羊水正常，胎心也正常。由于宫缩的疼痛和一直在使劲，小柔全身是汗，说话明显无力。我劝小柔放弃算了，先休息一下，积蓄力量慢慢来。但小柔平静而坚定地说，她会努力，她很有劲，就是有点饿了。

护士从小柔的包里拿了一块巧克力，让她吃了补充能量。小柔吃完巧克力，差不多都 11 点 50 分了。以我的经验，正常情况下，十分钟之内很难生下来，而且小柔是第一胎，她又这么文弱，关键时候不会有很大产力的。但是我们还是做好了接生的准备，让一线医生铺开了接生的产台。

五

小柔吃完巧克力，说她准备好了，要试一试。我站在小柔的床旁给她鼓劲。小柔说她想抓着我的手，按照规定产妇应该抓着产床两边的扶手，但很多产妇都愿意抓着旁边医生或护士的手。我们理解这一点，因为人的手有体温，而且人与人之间或许真的有能量传递。

小柔很会使劲，每次她都深吸一口气，

憋住往下使劲,一声都不吭。她每次用力的时候,我都能感受到她的力量,捏得我都有些疼。我很惊讶,如此弱小的小柔哪来的这么大的劲儿?!

进展出乎意料的快,很快小孩的头发都可以看见了。小柔每看一次产房的挂钟,用力就越来越大,越来越有效。终于,胎儿生了下来!我们清理完新生儿的口鼻黏液后,他终于发出了脆亮的哭声!墙上的挂钟显示,11点59分!

小柔满头大汗,她看了一眼孩子后欣喜地笑了。我们对新生儿进行了简单擦洗,然后就让孩子趴在小柔的肚子上开始吸奶。

小柔无限柔情地低头看着怀里的孩子:"快谢谢叔叔阿姨,咱们每年也有生日可过了!"

六

小柔分娩三个月之后，我值急诊夜班。那天下了北京入春以来的第一场大雨，接班后很长一段时间一个病人都没有。我比较得意，心想这么大的雨，估计不会有多少病人来了。

那个时候没有网络，没有微博、微信，在急诊室干坐着很难熬。我向护士台的护士报告了去向后，离开急诊到宿舍，拿了一本书，准备前半夜在诊室看。

大概晚上八点钟左右，我从宿舍拿着书回到急诊。刚走到急诊室门口，就看到几个农民从一辆农用三轮车上用门板往下抬病人。我想这样风雨交加的夜晚，多半是车祸外伤之类的，只要不是女的就好。因为女病人一到急诊，通常首先会被分到妇产科，即使是阑尾炎腹痛，也需要妇产科会诊。

七

不幸的是，我探头一看，病人是个女的，面色青紫。我边走边问一个浑身湿透的抬人者大概什么情况。对方着急地说快要生了！

我让其中一个人去急诊挂号，我领着他们到妇科诊室。我让他们把病人从门板上挪到平车上。患者姓穆，孕32周，下午开始头痛、呼吸困难，郊区医院诊断为妊娠合并心脏病。好在我一听，还能听到胎心。

小穆牙关紧咬，上下牙直打架，根本无法完整回答我的问话。她丈夫是典型的北方汉子，但当时已经被吓得哆哆嗦嗦、语无伦次。我总算初步明确了病情，是妊娠合并心脏病，突发心力衰竭！两条人命的压力一股脑儿压到了我并不宽阔的肩上。

八

我电话报告三线医生请求援助，然后自己跑着去联系内科、超声科、心电图室，并和家属一起推车运送孕妇去做各种检查。根据会诊结果，需要急诊行剖宫产结束妊娠，否则心功能障碍无法纠正。

紧急准备后，小穆被推进手术室进行了剖宫产。手术过程中小穆的血压波动很大，好在麻醉科很有经验，有惊无险。小穆手术后住进了重症监护病房，孩子因为是早产，被送进了儿科观察。

九

一切忙完之后，天差不多都亮了。我回到急诊室，瘫倒在平车上。正好小穆的老公过来问我情况，我怒从心头起，悲自口中来，跳起来仰着头大声质问这个"混蛋"老公：

"你老婆都这样了，为什么还让她怀孕，你为什么这么晚才来医院？！"

原来小穆早就诊断有严重的风湿性心脏病、二尖瓣狭窄伴关闭不全，医生早就说过她不能怀孕。但这两口子从小青梅竹马，感情很好，小穆觉得不为男方留个一瓜半枣就对不住人家。于是两人共同"作案"，结果就怀孕了！

然后，他们偷偷让胎儿长大，躲着不去医院看医生，好不容易扛到了34周，结果发生了心力衰竭，从郊区的妇幼保健院直接送到了我们医院。

十

后来我与小穆的老公成了很好的朋友，几年后的夏天我去了他承包的鱼塘，与他一起在小木屋中守池塘。在北京郊外的星光下，在阵阵蛙叫声中，就着小穆做的侉炖鱼，喝了一宿，他喝著名的二锅头，我喝啤酒。

后来，每年春节他都要专程给我送山货。有一次他用编织袋给我送了一条蛇，吓得我魂飞魄散。还有一次，在禽流感流行之后，那个鸡头遍地的时候，他居然冒险乘公交车给我送了一只活鸡，让我煲汤！

2014 年春天，我随北京电视台的记者去他家拍摄微纪录片《致母亲》，仰望他那身高一米九一、即将参加高考的儿子，很是感慨。

附：《世界上最遥远的距离》产科反转版

2017 年国庆期间，我正在撰写这本小册子时，从网上看到一首医生填写的《世界上最遥远的距离》，对比了长假期间医生的各种苦和游人的各种乐。我看了之后觉得我们就是干这个职业的，过多抱怨并没有用，不如玩笑一把。假期什么事情都可以推一推，说走就走，唯独生孩子这事儿推不了，说来就来。于是，10月2日值妇产科四线班时，我也填写了一首。

你登庐山观瀑布，我到病房陪产妇。

你赴青城醉薄雾，我给胎儿做监护。

你去自驾天山路，我来静滴催产素。

你登武当问仙道，我给孕妇做宣教。

你爬峨眉拜金顶，我帮产妇推宫颈。

你游漓江戏清水，我进产房破羊水。

你去钱塘看潮头，我给产妇转胎头。

你问月亮圆不圆，我查宫口全不全。

你在犹豫约不约，我在琢磨切不切。

你飞迪拜去血拼，我上产台护会阴。

你在三亚秀恩爱，我在产台断脐带。

你去少林寺打禅，我给新生儿吸痰。

你尝月饼甜不甜，我问胎盘全不全。

你泡咖啡发微博，我蹲产房做缝合。

你躺三里屯喝酒，我去楼道里刷手。

你去喀纳斯采风，我上手术室剖宫。

……

你说世界很大，说走就走，只争朝夕，

我说人类繁衍，说来就来，生生不息。

你与美人美景，玩一见如故，

我和新苗新芽，谈人生之初。

你追求物我两忘，云淡风轻，

我坚守如临深渊，如履薄冰！

职业有别，天涯远，手不能相牵，

普天同庆，明月共，心可以相连。

——致敬国庆中秋期间战斗

在一线的产科同事

07 为了道别

道别需要时间，我们就共同创造时间。

一

2013 年的春天，我在门诊接诊一名患者小温（化名），来自北京西南郊区。小温看起来性格随和，她说自己很倒霉，两年前因为直肠癌做了手术，前一段时间复查发现盆腔内长了一个肿物，当地医生说，直肠癌做得很彻底，包块很可能来源于卵巢，建议她到妇产科就诊。

我检查之后也判断肿瘤可能来源于卵巢，因为肿块的边界比较清楚，位置也的确是左侧卵巢的位置。结合小温的年龄和 CT 检查结果，很有可能是卵巢成熟性畸胎瘤，手术切除之后患者还可以很好地活下去。但也不能排除是直肠癌复发，如果真是直肠癌，复发到这种程度，几乎没有治愈的希望，再手术的价值就不大了。

然而，手术前我们其实很难分辨肿瘤到底是来源于卵巢的良性肿瘤，还是直肠癌的复发，只有手术过程中或者手术切除后做病理检查才能知道。

二

由于小温两年前做过直肠癌手术，盆腔可能会有粘连，手术有可能比较困难，当地医院不愿意手术。我看了她的情况后也建议她先定期复查，如果肿瘤生长缓慢，最好先不手术。小温说她做直肠癌手术已经受了一次罪，能不手术当然更好。

最初小温按照约定的时间来医院复查，

结果发现肿瘤在继续长大，但速度不快。后来，有一次我周六上午出门诊，小温找我加号，说她刚刚做了检查，能否给她看看。

我一看检查，肿瘤直径超过 5 厘米，应该说已经有手术指征了，于是我建议她尽快手术，否则长得太大更不好做。而且，手术可以明确诊断，免得总是这样提心吊胆。

小温说她需要考虑考虑，因为她离婚了，自己一个人带着孩子，如果要手术，需要好好计划一下才行。我问她孩子在哪里，她说在诊室的门外等着。

我赶紧让她把孩子叫进来，别弄丢了。她出去把小孩叫了进来，是个男孩，10 岁左右。小男孩有些害羞，一看见我就躲到了妈妈的身后。

三

　　然而，小温很长一段时间都没有来复查。暑假的一天，小温走进我的诊室，我发现她的脸已经瘦得脱形，腹部都隆起来了。她说每天都腹痛，总是想吐，不想吃东西，实在扛不住了。

　　这次我检查时发现她的肿瘤已经长得很大，完全不活动了，她已经出现了肠梗阻迹象，排便困难，腹胀越来越重，呼吸也很困难。

　　她问我现在还能不能做手术。

　　显然，如果不做手术，我估计最多两周甚至一周她就会憋过去。但是，如果做手术的话，她的肿瘤情况如此复杂，很有可能都下不来手术台，所以我开始犹豫了。

四

有一次我用手机给她打电话让她来住院，她留下了我的号码，我们后来的病情交流都是通过短信。她说她本来的确是不想做手术，但肿瘤突然长得这么快，多半是直肠癌复发了。她之所以后来又想做手术，是因为她的孩子才10岁，她一直没有把病情告诉孩子。她说没想到病情发展得这么快，如果能做手术让她多活几天，她就可以想办法和风细雨地告诉孩子她的病情，好好地和孩子说声再见。

这句话对我的触动特别大。因为在我12岁的时候，母亲因为妇科肿瘤离开了我，都没有来得及和我说再见，她怕我太难过，两个月之后才让家人告诉我。这件事让我一直感到痛苦和遗憾。

我当时想，即使是恶性的卵巢癌或者直

肠癌复发，如果我能想办法把大部分肿瘤切下来，然后加上化学治疗，她也许可以存活较长一段时间，那么她就可以和孩子多待一段时间。所以，我决定和她一起搏一把。

五

2013 年的 8 月中旬，我们给小温排了手术。手术前的几天，肿瘤已经很大，胀得小温躺不下去，痛苦地呻吟了一整夜。第二天下午孩子的舅舅带着孩子来探视的时候，小温一声不吭地忍着疼痛和腹胀同孩子说话，头上都是冷汗。等孩子离开病房后，小温放声痛哭，护士和病友都上前劝慰。

经过几天的肠道准备后，我们 8 月 16 日给小温进行了手术。手术比预料的还困难，我们发现根本不是卵巢的良性肿瘤，也不是卵巢癌，而是直肠癌的复发和转移。

外科医生会诊说，这样的复发肿瘤手术没有任何意义，不会从根本上延长她的生存期，即使切除大段肠管，也只是暂时缓解症状。我和小温的弟弟交流后，请外科医生切除了一大段被肿瘤浸润的肠管。我继续尽力对肿瘤进行切除，最后切除了大部分的肿瘤，这样她的腹胀至少可以缓解一段时间。

六

下了手术后，我和小温弟弟进行了交流。小温弟弟要求，为了她姐姐术后能恢复好一些，让我告诉小温肿瘤是良性的卵巢畸胎瘤，但和肠管有粘连，肿瘤被完全切除了，肠管也切除了一部分，手术算成功的。

我和小温弟弟说，小温那么聪明，这件事很难瞒过她。但小温弟弟仍然请求我暂时瞒一下。

　　小温最初恢复得还真不错，对我们说的话也没有怀疑。小温弟弟一直在医院陪护，他梳着小辫子，一看就是搞艺术的。我猜对了，他就是做视频合成剪辑的。小温弟弟说，他们就姐弟俩，他周末领着小孩看一看小温后，再把他送回郊区老家，然后再到医院来陪他姐姐。

　　尽管姐弟情深，但小温的病情并没有停止发展，而是快速进展了，小温再次出现了疼痛和腹胀。也许是她自己感觉到了事情的真相，也可能是小温弟弟告诉了她，有一天，小温平静地要求自动出院了。

　　学医的人都知道，自动出院基本上意味着放弃治疗，回家等着时间而已。出院之后，小温没有再来门诊复查，也没有再给我发过短信。

七

2014年1月，北京电视台拍摄微纪录片《致母亲》，我给导演讲了这个故事，导演说这段素材特别好，希望我能和患者沟通一下。我给小温打电话，电话已经关机。我从住院登记系统查到了小温弟弟的电话，小温弟弟接了电话，他说他姐姐昨天下午刚刚去世。

小温弟弟说，他姐姐走的时候很安详，她很感谢我能冒险给她做手术，让她有较多的时间和孩子讨论病情，让她能告诉孩子她走了之后，可能要经历的事情……

小温走的那一天，距离我给她手术的日子有三个多月。我在《致母亲》中说，虽然我没有能够把她的命救回来，但我让她的孩子多见到妈妈96天。我说我愿意为女性患者服务，因为每个女性患者的背后都有一个家庭，说不定身后会藏着像当年的我一样的半大孩子！

　　这其实是我愿意冒险给小温做手术的真正原因。

08 一条短信

一条短信，传递的是信任。

一

2014 年春天的一个下午，我出门诊时突然接到一条短信，一看落款发现，是五年前我诊治过的一个产妇的丈夫——牛先生发来的。

牛先生在短信中说，感谢五年前她妻子住院期间我对他们的关照，他说那段时间我是他们全家的精神支柱。他说他去年再婚了，爱人怀孕了，有事情需要帮忙……

这条短信，让我回到了五年前那个星期天的上午。

二

那是 2009 年，我在医院的西院区上班。一个星期天我值三线班，突然接到了值班医生的电话，说急诊来了一个 34 周的孕妇，休克了，正在抢救室抢救。

我赶到急诊，病人的血压很低，神志已经不太清楚，超声检查提示腹腔内有大量积液，胎儿的部分肢体已经在子宫的外面，胎心几乎探测不到。诊断是子宫破裂！

子宫破裂是一种产科急症。通常孕妇子宫以前被动过手术，如剖宫产或子宫肌瘤剔除术，然后怀孕了。随着孕周的增加、胎儿的长大，子宫壁越来越薄，在原先有瘢痕的薄弱部位发生了破裂。破裂后不仅会撕裂出血，而且胎儿会被挤到子宫外面，一般都无法存活。

三

迅速准备后，我们紧急进行了手术。手术中发现子宫顶部有一个很大的破口，胎儿的下肢和臀部已经到了子宫的外面。孩子剖出来的时候已经没有任何生命迹象，子宫的破口有活跃出血。

从破裂的子宫伤口中可以看到子宫肌层内布满了大大小小的肌瘤，临床上称为子宫肌瘤病。取出胎儿和胎盘后，我们先简单剔除了破口附近的肌瘤，进行了缝合止血。

产妇的子宫收缩不好，容易发生严重的产后出血，到底是切除子宫还是保留子宫我们很难做出决断。我们给主管西院的妇产科副主任打电话汇报了病情，副主任从家里赶到了手术室。

患者 34 岁，有子宫肌瘤、多年不孕史，两年前接受了子宫肌瘤剔除，好不容易才怀上了小孩。孩子已经没了，如果再把子宫切了，她这辈子就没有再生育的机会了。但如果不切除子宫，她的宫缩不好，若产后出血多，再次手术，情况就更加危险了。

四

我们和家属交代了病情，家属希望能够保留住子宫。我们尽量剔除了大的肌瘤，缝合修补了破口，确认无活跃出血后，放置了腹腔引流管，结束了手术。

产妇被送进了重症监护室，医生给了各种增强宫缩的药物，但患者的血压还是维持不住，输入了大量血液后血压仍然往下降。产妇的阴道出血较多，尿量很少。

这些迹象表明，患者的产后出血难以控制。医务处组织了多科会诊，唯一可行的办法是切除子宫，这样才可能彻底止血。

五

我们再次向家属交代病情，两个家属都是男的。一个家属是患者的丈夫牛先生，另一个是患者的父亲。听了病情分析后，他们同意切除子宫，保命要紧。

由于气管插管没有拔除，麻醉很快。我们沿着原来的切口打开腹腔，发现腹腔出血不是很多，我们按计划切除了子宫。

患者再次进入重症监护室，血压、脉搏逐渐恢复正常。然而，患者手术后一直呈昏迷状态，再也没有醒过来。

为了防止交叉感染并保证不妨碍治疗，当时重症监护室的探视制度很严格，每次探视只能进去一个人，每次探视不超过半个小时，即使是特别危重的病人，也不允许家属长期留在病房。

六

我每次去看望病人后，牛先生都会问我很多的问题。按原则，病人进入重症监护室后，病情解释权归重症监护室，我只能在他们权威发布后稍微解释一下。由于目前专业划分越来越细，隔行如隔山，同时解释就可能造成不必要的误会，比如我们认为情况不错，而他们认为情况危重等。

尽管如此，我还是尽可能多地和牛先生解释病情。牛先生说，他爱人是独生女，在银行做管理。牛先生自己也是国企的管理层人员，高高大大，很有风度，说话通情达理。

患者的病情逐渐加重，肾功能和肝功能先后发生衰竭，接受了血液透析和人工肝治疗。患者一直昏迷，状态比植物人还差。牛先生将他们的结婚照片放在了妻子的床头，探视的时候一遍遍呼唤妻子，给她讲故事，希望妻子能够再醒过来。

七

在重症监护室住了三十多天之后，我们和家属谈话，告诉他们这样继续维持下去没有意义，不可能起死回生。牛先生仍然不愿意放弃，但患者的父亲很理智，和我们一起劝牛先生。

做出放弃治疗的决定后，患者的父亲老泪纵横。他虽然是农村人，但说话很果断，他说感谢医生和护士这段时间的照顾，只是女儿的命不好。此后，我和牛先生就失去了联系。

在向牛先生交代病情的时候，我把我的电话号码给了他，说如果需要帮助，可以给我打电话。但是患者住院期间，牛先生从来没有给我打过手机，都是在我看完病人后和我直接交流。那段时间，他一直都待在重症监护室外面的走廊里。

八

那天突然接到牛先生的短信，我非常感慨，也很感动。牛先生在短信中说，他信任我们医院，希望太太能在产科建档。我立即回复我一定会尽力，尽管我知道这并不容易。

出完门诊我就去找产科主任汇报了情况，产科主任说这样的病人应该照顾。牛先生的运气不错，当时登记分娩的人数还在产科主任能掌握的红线范围内，过了红线就得惊动院里了。有人说，在我们医院登记分娩比考研究生还困难，我觉得差不多。

我给牛太太联系了产科医生，我的一个师妹。牛先生短信向我表示了感谢，然后我们就基本没有再联系了。然而有一天，我接到了产科同事的电话，说我介绍的一个产科病人和医生发生了冲突。

九

原来是牛先生的妻子出了状况，超声检查怀疑有部分性前置胎盘，也就是胎盘的一部分向下盖住了宫颈内口，一旦有宫缩，就容易牵拉撕破胎盘，引起出血，严重时会危及母儿生命。牛太太当时是孕32周，正好是牛先生前妻怀孕出问题的时候。牛先生很紧张，说预感很不好，要求立即剖宫产，但是主管医生不同意。

我赶紧到产科病房了解情况，并和同事进行沟通。我们一起给牛先生夫妻做工作，让牛太太先短暂观察，毕竟只是怀疑有问题。如果立即剖宫产，孩子还没有足月，必须转入儿科放暖箱一段时间。

牛先生虽然犹豫，但还是决定信任我们。牛太太住院观察了几天，检查确认胎盘位置正常。过一段时间胎儿足月后，牛太太顺利分娩，母子平安出院。

十

几个月后，大概是孩子过百日的时候，牛先生给我送来一幅字，说是从大师那里求的，嵌入了我的名字。字没有装裱，折起来装在信封里。我将信封放在了办公室，遗憾的是换了办公室后，我一直没有找到那个信封。也许有一天，它会自动冒出来。

09 一副拐杖

一段自己作为患者的经历。

一

协和医院的妇产科办公室有一副拐杖，我是第二个使用者。前几天一位同事寻找拐杖，说家里人要用。求助信息在微信群里发酵不到半个小时，八年前我用过的拐杖居然找到了。

我使用拐杖的时间是 2007 年春天。

二

2006 年 9 月，我受部委委派赴疆，支援新疆维吾尔自治区人民医院半年。男女授受不亲的观念在那个地区根深蒂固，而当地医院妇产科就我一个男医生，所以在差不多半年的时间里，没有异性同事请我吃饭或出游。而一同援疆的其他同行，隔三差五总会享受当地人民的热情好客。

支援即将结束前的一天，科里的民族领导对我说，很抱歉这么久都没有请我出去玩，周末科里组织了滑雪，请我一定要参加。

其实那几天正是我每月一次才思泉涌的时候。我想在援疆结束前把荒废的时间找回来，复印了一大堆文献，准备赶出几篇论文，于是婉拒，但后来提到了民族团结的高度，就盛情难却了。

三

那天是周六，天气比较阴沉。到了天山脚下的滑雪场后，科里指派一名女研究生负责我的人身安全。

我从小爱运动，拿大顶、鲤鱼打挺之类的都是我的绝活，平衡能力也很好，之前有过滑雪经验，所以很快就抛开她，到山坳那边的高级滑道去了。我来回滑了几圈，有些意气风发。

突然前方有人倒地，我本能躲闪，却重重地飞了出去。我不知道翻滚了几圈，只听"咔嚓"一声，右边的膝盖撕心裂肺般地痛，其余记忆就没有了。

整个过程大概就一两秒钟。后来我想，除了那句经典的"No Zuo No Die（不作死，就不会死）"之外，老天要废掉一个人，瞬息之间就可以搞定。

恢复知觉后，我的第一反应是右腿肯定没了！一看腿居然还在，我有些欣喜若狂，但试了几次都没能站起来。

四

山坳远离了人们的视线，摔倒的人已经远去。除了我之外，没有第二个人。

过了很久，我终于站了起来，拖着滑雪板，一瘸一拐向大部队休息的地方挪动。那时候我比较年轻，一是没人可求救，二是不想求救，总觉得自己应该还行。

大概过了一个小时，大部队的人才见到我。女研究生当场就吓哭了。我笑着安慰她，不用大惊小怪，休息一下就好了。

他们把我送回宿舍，下车时我才发现，休息了一个多小时后，不但疼痛没有减轻，而且右腿完全吃不上劲了。

骨科医生对我进行了检查，初步诊断：右侧膝关节内侧副韧带断裂，或者手术，或者固定！我再也笑不出来了！一个月前，我刚刚贷款买了车，回北京后正好取车，而油门和刹车都得用传统的右腿！

五

　　鉴于我身份的特殊性，当地医院决定立即送我回京。又鉴于活动的特殊性，科室领导非常紧张，于是统一口径，说我是在上班途中滑倒受伤。我说反正是集体活动，不如实话实说，遗憾的是，没有被采纳。

　　人在江湖，身不由己。我理解当地医院的苦衷，只是隐隐有些担心。

　　由于我是援疆干部，又是"上班途中受伤"，协和医院方面当然重视。一行人经由国宾通道，捧着鲜花，从飞机上把我架了下来，还有人摄影，留图留真相。

　　到医院后单位紧急安排磁共振检查并组织会诊，确诊为内侧副韧带部分断裂。稳妥起见，不使用现代的轻便支具，仍用传统的石膏固定。有时候我在想，对于医疗这个特殊行业，贵宾享受的，是最贴心的服务和最灿烂的笑容。至于治疗方案，虽然是最最保险的，却未必是最优选的。

六

医院特意从中医科调配出一张床。领导和同事们先后前来看望，正在北京出席两会的当地医院院长专程前来探望。领导们亲切问候，同事们强烈安慰。只有一位同事幽幽地说："你这条腿完了，我们在兔子身上做过实验，只要关节被固定一周以上，肯定得骨性关节炎！"忠言，的确逆耳啊。

科里的教学秘书给我送来了一副木制的双拐，恭喜我荣任它的第二任主人，说前任是一位髋关节受伤的同事。晚上我试着撑着双拐上厕所，但极其不熟练，差点儿就摔进了坑里。

次日我被救护车送回家，同事们连扶带抬把我弄上六楼。两天后，拐杖的首任主人送来一张可以在沙发上写字的折叠桌。她说桌子很好用，但她用过的已经脏了，就去家具店买了个新的。

一位前辈还给我送来了从新西兰带回来的小毛毯，她说春天乍暖还寒，可以盖住膝关节保暖。这位以严格和严厉著称的前辈，几个月前曾因收治病人的问题劈头盖脸骂得我差点还嘴。

七

之后的半个多月，由于下楼很不方便，我几乎足不出户，成了名副其实的"宅男"。说实话，我不喜欢这副笨拙的拐杖，能不用它，就不用它。

人只有失去了自由，才知道自由的可贵。从那以后，我对街上乞讨的残疾人，或多或少都会给些零钱。有人说他们是故意示伤骗钱，但是我想，残疾和不便总是真的。

同事们一拨拨到家里来看我，聊的都是科里的旧事和趣事，一聊就是一晚上。尽管如此，那段时间还是很漫长。我没有像刚受伤时计划的那样借机恶补一辈子让人肝肠寸断的英语，也没有心思继续写已经构思好的论文，而是自学视频编辑。我给夫人录了一段视频，用蒙太奇的手法剪辑到一名清凉模特所做的广告中。远看和背影是人家模特，转过身就是敝家夫人。

八

那时科里每年举办春节联欢晚会，每个病房要出演一个节目。妇产科的人都很有才，节目的内容和创意往往会在国家级春节联欢晚会上原音重现。我曾经是编故事的人，这次却成为了故事里的人。

在同事们口中，我受伤原因的版本不下十个。最为传奇，而且大家乐于接受的版本是，在一个月黑风高的夜晚，我到某年轻女性家中"国事访问"，不幸时机没把握好，跳窗出逃，腿摔断了！还有一个大家同样乐于接受的版本是，我去追一名高挑的美女，由于步幅比人家短，只好加快频率倒腾，一着急，腿摔断了！

这帮家伙还准备把诸多版本搬上联欢会舞台，名曰《腿是怎样摔断的》。不巧被总支书记紧急叫停，说不能把欢乐建立在别人的痛苦之上。其实，书记哪里知道，对于喜欢编排同事的我，岂会介意这些调侃？！

九

其实我更介意的，是受伤的真实原因！我一直相信，世界上没有不透风的墙。

我的介意是有道理的。两年之后晋升正高职称，我没有因为援疆被加分，反而由于真实受伤原因被质疑而搁置一年。回头看来风轻云淡，怨恨不再，但当时还是要求当地医院写了情况说明。当然，不可能改变结果。

十

打石膏的最后几天，我的用拐技术已经炉火纯青，不仅可以自由下楼，还去了菜市场和书店。我甚至有些相信，金庸笔下那些使用双拐的武林高手，功夫真的可以出神入化。那段时间，我都有些喜欢这副拐杖了。

然而不幸的是，如那位忠言逆耳的同事所言，拆除石膏后，我的右膝关节完全僵硬，稍微弯一点就会钻心地痛。

最初的功能锻炼异常艰难，没有任何进展，我仍然需要借助双拐才能上下楼，甚至不如解除石膏之前。我开始厌恶拐杖，看见它就烦，但又不得不用。

那段时间我几乎崩溃。我一直认为，无论环境多么恶劣，只要身体好，我就能活下去，但现实却如此残酷！我打电话给骨科同事，得到的是科学而现实的回答：不行咱就再手术？！

十一

老师郎景和主任建议我去物理治疗科看看，当时理疗科的主任是我师母。她和风细雨地和我谈了一个小时，举了若干个熟悉的人的例子，目的是让我相信所有人都能回到伤前状态。她还亲自给我示范膝关节功能锻炼的关键动作。

看到从无戏言的师母如此坚定，我的天空终于有些放晴。后来，在与病人的交流中，如果需要，我都会坚定鼓励，尽管我转身会向家属说明实情。当了病人之后我才知道，有些时候，病人最需要的是医生毋庸置疑的安慰和鼓励，甚至比药物还管用！

十二

我开始了正规的功能锻炼，一点一滴，每天都有进步。终于，半个月之后，我可以不用拐杖上下楼了。又过了半个月，我差不多行动自如。但其实影响还是很大，现在受凉或劳累后，一站起来膝盖就会疼痛，要靠镇痛药缓解。爬山之类的运动，只好被迫减少。至于滑雪、滑冰之类，听着我就腿疼。

丢掉拐杖之后没几天，教学秘书说一位

同事的妈妈受了伤要用拐杖。我归还拐杖时开玩笑说，让同事妈妈用完之后把拐杖扔了吧，这样会更吉利些，否则还会有人接手。的确，拐杖的后任主人至少有四位。

其实我当然知道，就如得病一样，谁都不想得病，但并不是绕着医院走就会不得病。没有人愿意受伤，但总会有人受伤。

是啊，拐杖不美也不招人喜欢，但却能给需要的人提供帮助。

而且，这副拐杖，带有温度。

（本文为 2015 年北京协和医院"我与协和同行"征文一等奖作品，刊登于《中国医学人文》杂志 2015 年第 3 期。）

10 两件礼物

来自老区的礼物，让人感动的温暖。

一

一天下午，门诊即将结束时，一位患者送给我一份礼物——两双精美绝伦的鞋垫！它让疲惫的我陡然精神焕发，回到办公室后，我发了一条微博并配了图。

物尽其用有点难：一个多月前，一位吕梁地区的患者，几经周折，终于做上手术。之后她恢复顺利，今天门诊复查，临走送我一件礼物。她说上次住院时，她老公瞄了一眼我的脚，后来她回家给我做了两双鞋垫。多谢了！可是，这如此精美的鞋垫，我哪里忍心塞进那有滋有味的地方，镶在墙上还差不多。

微博引来了不少转发和评论。我半开玩笑半认真地说：这其实是医患互信互助的典范之作，如果患者同意，我可以在不暴露隐私的前提下，与大家分享这段"动人"故事。出乎我意料的是，很长一段时间我都没有得到原来在微博上和我互动过的患者小萨（化名）的回复。后来终于通过电话征得了她的同意。

二

小萨是一位来自山西吕梁地区的年轻妇女，一所山区小学的老师，患了子宫内膜异位症。这是一种主要累及生育年龄妇女的常见病，以月经期腹痛、不孕和盆腔肿物为主要表现。尽管是良性疾病，但可以反复复发，与恶性肿瘤类似，严重影响妇女的健康和生活质量。两年前小萨在当地医院做了盆腔肿物的切除，但一年前肿物复发，已经有七八厘米大小，疼痛也加重了。

检查完毕后，我跟小萨说她需要手术，但在我们医院等待时间太久，可回当地医院。她说当地医院的医生不敢手术，推荐她来我们医院，说她在网上看到了我的介绍。解释无效，我只好给她开了住院证，让她回家等入院通知。

三

一晃三个月过去，她在微博上留言，说她天天开机，但一直没有接到入院通知，现在腹痛越来越重，都无法给孩子们上课了。我与病房住院总医师商量，调整出一张床位后给她打电话。我以为她会欣喜若狂，没想到她在那头很着急，说要坐十多个小时的火车，两天后才能到达北京，恳求我们能提前通知。这其实很难，因为协和医院床位紧张，做长远计划很有难度。大约又过了半个月后，住院总医师在周末通知了她，安排在周二手术。

没想到的是，由于旅途劳累或着急上火，周一下午她发热、咳嗽，经检查为急性咽喉炎。由于手术是全身麻醉，需要气管插管，麻醉科要求延缓手术。我告诉她情况后，她表示理解并带着药物出院。她在微博中留言，说她心里很难受，但都是她的错。我回复说没有对错，治疗好后再联系。其实我同样难受，因为周一下午才取消手术，出于医疗安全，无法更换病人，好不容易挤出来的床位和手术台都被浪费。但这些是行内苦衷，与病人说不着。

四

大概一个多月后的周末，她再次接到入院通知，仍然安排周二手术。她很高兴地对我说，用药后很快就不咳了，这回总可以手术了吧。但周二早上我刚到病房，值班医生就告诉我病人昨天晚上突然提前来月经了！按照医疗原则，为了避免感染和并发症，女性月经期间不能手术，于是手术再次取消！

查房时我看到她脸色很不好，想缓和一下气氛，就开玩笑说："您知道吗，医生和患者之间也是有缘分的，也许您和我的缘分还没有修到。"没想到她听到这句话哭了起来，问我是不是再也不给她手术了。我赶紧安慰她说，等她生理期结束后尽快给她做手术。

五

十多天之后，手术如期进行，如预料的一样困难。在她术后恢复期间，有一天我下手术晚了，将白大褂交给门卫后直接去了医院东边的小饭馆。当我心满意足喝完最后一口面汤，才猛然想起我的钱包在办公室的背包里！更不幸的是，我光顾了七八年的小店刚换老板，双方一点友谊也没有。我有些狼狈地去柜台跟老板说明情况，老板笑了笑，说账已经有人结了，是来给他妻子买粥的家属，刚出门。我奔到门口一看，正是那位折腾了几次才做上手术的患者的丈夫。

我追上他向他道谢并一起从饭馆走回病房，路上和他聊起了他妻子的病情和工作。他说妻子的学校很小，就几个老师，如果她生病请假，孩子们的学业就撂荒了，所以一直扛着。同行期间，我感觉他好几次在看我的脚。我知道我的皮鞋很久没有擦油，比较斑驳，有些尴尬。没想到他是在看脚的尺寸，于是有了前文提到的漂亮鞋垫。山西同事告诉我，在吕梁地区，这种鞋垫是用来送给最亲爱的人，是"很特别很特别"的礼物。

六

在 20 多年的行医生涯中，这是我收到的很特别的礼物之一。之所以说是之一，是因为 5 年前我还收到过一份类似的礼物，历史总是惊人地相似。

小霞（化名）是一位来自山东沂蒙山区的中年妇女，走进诊室的时候气色很差，肚子隆起得和孕妇差不多。原来，小霞患有子宫肌瘤，5 年前已经开腹手术剔除过一次，复发后每月的月经量很多，严重贫血，丧失了劳动能力。小霞去了几家医院，都说不能除外恶性，只能切除子宫。她辗转来到我们医院后，排了两夜的队终于挂上了号。她没有像其他患者那样说是慕名找我就诊（因为几年前我还不会让人慕名），她以为我只看门诊，希望我给她推荐个医生做手术。她说她还没有孩子，无论如何也要留住子宫。感触于小霞的痛苦，更感动于小霞的朴实，我决定给她做手术。

七

小霞的肌瘤很多也很大，完全改变了盆腔的正常解剖结构，而且由于有前次手术史，肠管广泛粘连，手术十分困难。但子宫总算保留住了，病理检查也除外了恶性。然而，小霞术后恢复并不顺利，持续发热好几天，让我担惊受怕了很久，我都有些后悔了。

三个月后，小霞到门诊复查，她的气

色很好，跟换了个人似的。复查完了以后，小霞从包里拿出了一双布鞋，说我查房的时候她瞅了瞅我的脚，给我纳了一双布鞋，昨天在来北京的火车上赶完，让我试试合不合脚。

也许是那时我还年轻，我不仅是激动，更有一种想落泪的冲动！因为这种情景和这种礼物，我只在文学作品中才见到过——那通常是老区的大姑娘小媳妇们给上前线的战士们的礼物。而小霞来自沂蒙山区，这种感觉愈发强烈。

八

除了感动之外，我更感到了责任。作为妇科肿瘤医生，我面对的病人都是女性，多是人妻、人母。就在收到那双鞋不久，我读到了《人民日报》高级记者白剑峰先生的文章《没有情感的医学是苍白的》。文中有这样一段描写：著名医学家裘法祖早年从医，曾在老师的带领下，为一名中年妇女进行开腹手术。术后没几天，那名妇女就去世了。经解剖发现，患者的死因是感染，与手术并无关系。当时，裘法祖的老师轻轻说了句："她是四个孩子的妈妈。"文章说，就是这句简单的话，让裘法祖念念不忘，他知道那句话饱含了多少情感，懂得了医生的责任有多重大……

当我读到"她是四个孩子的妈妈"这句话时，我想起了我的母亲。我的童年无忧无虑，尽管是"文革"后期，农村条件不好，但我有一个疼我爱我的母亲。然而我12岁那年，母亲因为妇科肿瘤去世。在她离世两个月之后，在县城寄宿读书的我才知道消息。我的金色童年戛然而止，在痛苦中我萌生了当医生的想法，经过努力和争取后，最终成为了一名妇科肿瘤医生。而那双布鞋，正是我离开了研究和工作 10 年之久的子宫内膜异位症组，执意进入妇科肿瘤组工作不久之后收到的！小霞的一针一线，再次让我感受到，每一张病床上的妇科肿瘤患者，牵挂的都是一个家庭。

九

有意思的是，文中提到的两件礼物都来自老区——吕梁地区和沂蒙山区，都是患者手术几个月之后复查时送的。患者在手术前送钱送物，未必是真心感谢，多半图个放心而已；手术后数月甚至数年还赠送礼物的，应是真正的感谢。尽管后者也不值得提倡，但与红包却风马牛不相及，它承载的，更多的是医患之情！

（本文获得北京协和医院 2015 年"我与协和同行"优秀征文二等奖，入选北京协和医院张抒扬教授主编的《患之情》一书。）

11 你顺畅吗

听着不雅的词，表达的未必都是坏事。

一

小萌你好，不知道你是不是能收到这封信。我从病历里查到了你的地址和电话，但电话打不通，说号码有误。也许是你入院的时候写错了？于是我只好用这种最原始的方式与你联系，同时还会贴在网上。

我之所以给你写信，是因为今年你已经满 18 岁，成年了，有权利知道一些事情的真相和经过。

二

记得你第一次看我门诊的时候，是一

头长长的乌发，发梢都超过腰际了。肯定有人和你说过，你笑起来特别像韩国演员宋慧乔。

你妈妈说你是舞蹈演员，17岁，前一段时间跳舞的时候肚子痛，到医院检查发现卵巢上长了肿瘤。当地医生说多半是良性的，但你自己却认为可能是恶性的。你说你做了个梦，梦中有人和你说肿瘤是恶性的，让你一定要到北京来检查。

我当时安慰你不要迷信，是你过于担心了。我告诉你妈妈，我们医院病人多、床位少，建议你回当地做手术，你妈妈被我说服了。

三

可是，你却坚持要在我们医院。你说你看了很多我写的文章，信任我，希望我给你做手术。

我对你说，叔叔的文章写得是不少，但手术比我牛的人很多，而且你的手术又不是大手术，在我们医院要等 3 个月甚至半年，一点儿都不值得。

你说你等多长时间都值得，就因为那个梦！我无法说服你，而下一个病人又在门口探了好几次头，于是只好给你开了住院单。你说你要去托熟人帮忙，其实你并不知道，即使找人，最后压力还是在我这儿，我的资源真的有限，非常有限。

四

其实，我对你认为肿瘤是恶性的预感是很重视的，因为你的肿瘤标志物 CA125 水平的确较高，肿瘤很可能是介于良性和恶性的中间，也就是交界性肿瘤。你这么年轻，我也希望能给你做手术，我对自己的技术还是有信心的。

我把你的情况告诉了负责协调床位的总住院医师，让她如果有临时取消手术的情况，优先叫你。

你的运气不错。没过几天，我们排的一台大手术取消了，恰好你妈妈来门诊看结果，我决定让她直接去找总住院医师。

你是跳舞的，我决定做微创手术，也就是在肚子上做 3 个 0.5 厘米到 1 厘米的小切口，通过腹腔镜手术，这样你的肚子上就没有疤了，可以继续跳印度舞。

你在手术室的表现特别好，安安静静等待麻醉。你说话的时候总是有笑容，右边还有酒窝。据说爱笑的女孩运气不会太差，我希望这句话是真的。

五

不幸的是，手术中我们发现你的双侧卵巢都有包块，左边更大些。我们剥除了左边的肿瘤送了快速冰冻病理，结果报告果然是交界性肿瘤，而且不能排除局部有癌变。

这让我们比较难办。如果是癌，按原则我们应该把左侧卵巢完全切除，同时还要切除可能发生转移的盆腔淋巴结，前提是右侧的卵巢是正常的。

我们把右侧卵巢上的小肿瘤完整剔下来送了冰冻病理，结果回报和左边的一模一样！

当时你在麻醉中，我把情况告诉了你的父母。考虑到你太年轻了，万一快速冰冻病理有误，我们切除了子宫和双侧卵巢，如果正式的病理报告没有癌变，子宫就接不回去了。我告诉你父母我们可以先切除淋巴结，但这可能会导致粘连，会影响将来怀孕。

你父母商量后，要求干脆缓一步，等最终病理回来再说，如果是癌，再做手术。我们尊重了你父母的决定。

六

两天后，你高高兴兴地出院回家了。一周后最终病理回来了：双侧卵巢癌！显然，第一次手术的切除范围不够。

我将你的病情拿到我们妇科肿瘤专业组进行了讨论。前辈专家认为，你的肿瘤不大，而且是完整剥除的，你这么年轻，可以尝试保留生育功能，但需要再次切除左侧卵巢和腹膜后淋巴结，如果证实没有转移，以后就赶紧结婚生孩子。

那天我和你的父母谈了很久。我本来不想在你的肚子上留疤，但我做不到，我按照讨论意见进行了开腹手术。

七

手术过程特别顺利，几乎没有任何出血。你的父母祈祷你切除下来的所有组织中都没有癌，我当然也希望这样。

结果却让我们很失望——在离卵巢位置很远的 24 枚腹主动脉旁淋巴结中，有一枚发现了癌转移！这样，你的肿瘤就不是早期的 1 期，而是晚期的 3c 期了。

我看到你妈妈陪着你在走廊上大哭，我无法实质性安慰你，我只希望能减少你的痛苦，增加你活下去的机会。

我们给你做了化疗，你的头发掉得很快，一把一把的长发，我都心痛。我建议你把头发剃下来留着，化疗结束后头发会长出来，更黑而且都是大波浪。我从手机中翻出了化疗后病人长出新头发的照片，你终于又笑了，你笑起来真的很好看。

化疗了两个疗程后，我们给你进行了第三次手术，切除子宫和右侧卵巢。

八

你肯定不知道，而且我也没有预料到，第三次手术如此困难。由于第二次手术很顺利，而且是我自己做的，我本以为腹腔情况很好，结果却发现腹腔粘连极其严重——肠管与肠管粘成一团，把盆腔都封闭了。

经过一个多小时的努力，我终于把粘连分开了，切除了子宫和卵巢。检查发现多处肠管有小的破损，幸好都不是全层破裂。我逐一进行了缝合修补，最后请外科医生上台进行了会诊检查。

外科医生告诉我，如此广泛的肠管粘

连，水肿又这么厉害，术后发生肠瘘的危险非常大，而且这样的小肠粘连，都无法提前做大肠（结肠）造口。

九

我让你妈妈通知了你所有的家属，让他们来到医院。因为如果出现肠瘘，再引起感染性休克，你们就很可能是最后一次见面了。

你舅舅、叔叔、大姑、姥姥、姥爷都来了。我向他们通报了情况，他们都很善良，一直对我说谢谢。你姥爷说生死有命，怨不到别人。

我那几天寝食难安，我很内疚：也许你找别人手术，可能就不会是这个结果。因为我有些相信，病人和医生之间是有缘分的，我们可能缘分不够。尽管我们知道术后的腹腔粘连与个人体质有关，与手术本身有时并不直接相关，但一想到像你这样一个 17 岁的女孩子会在我的手术刀下离开，我真的很难过。

我每天都到你床边，假装轻松地问你情况如何。结果出乎意料，术后第三天你就放屁（排气）了！这说明你的肠道功能恢复了，没有发生可怕的肠瘘！

十

术后第九天，你又打了一个疗程的化疗，拆线出院了。

你们要求回当地医院继续化疗，我同意了。我希望你能坚持用完八个疗程，这样复发的可能性就更小了。

大约半年后，中秋节前夕，你在门诊出现了，满头短短的卷发。你很高兴地说，你化疗打完了，一切指标正常，这次是来特别感谢我的。我欣慰了很久。

十一

但是小萌，又一年过去了，你该来复查了，却一直没有出现，我也始终联系不上你。

我希望你每天能顺顺畅畅地"放屁"。尽管这个词不雅，但对你而言，却太重要了。

因为，我一直放心不下的，还是你粘成一团的肠管……

（本文为《北京青年报》2017年中秋主题征文"致最放心不下的TA"入选文章，刊登于2017年9月27日《北京青年报》。令人欣慰的是，小萌从网上看到了这篇文章，国庆节后来复查了，情况良好。）

12 手术背后

一台手术背后，医者纠结，医患互信。

一

小昭很年轻，娃娃脸，笑眯眯地和妈妈一起进入诊室。

刚进诊室，我的助手就说："这儿不是产科，您是不是走错啦？"

"没错！"小昭妈妈很干脆地说。

等小昭把衣服撩起来，连我都惊呆了——腹部膨隆，整个就像一个即将分娩的孕妇，而且是双胎孕妇！

更让人崩溃的是，检查起来肿物周围一点缝隙都没有，丝毫推不动！

小昭说她 29 岁，两年来一直在减肥，

但效果不好。最近一个月，她走路越来越沉重，晚上不能平躺，连呼吸都困难。

小昭先看的外科，但 CT 报告说这个肿瘤直径有 30 厘米，可能与妇科有关，于是她从网上抢到我的号。

凭直觉，我认为应该是良性的。但无论什么性质，手术风险都不会小——突然从腹腔中搬出这么大个东西，血压会维持不住，搞不好就呼吸心跳停止！

果然，小昭说她去过好几家医院，都建议她到协和医院看看。

我告诉小昭，我最近要出国开会，近期不能安排手术。我建议她去找其他医生看看，如果需要，我可以帮她推荐医生。

这个时候，小昭妈妈才说她和我中学同学的妈妈是亲戚，在网上查了很多关于我的资料，就信任我，还说同学曾经给我发过微信。

我翻看微信，发现旅居美国的同学前段时间的确给我发过微信，只是我默认已经阅读回复了。

我有些内疚，但隐隐有些犹豫。行医这行当，似乎有一个攻不破的魔咒：越是熟人，越容易出问题，而且都是大问题！

虽然如此，我很难让她去看其他医生了，我无法拒绝小昭妈妈那信任的眼神。

二

我让小昭去查大便常规和潜血。如果大便潜血阳性，就有可能是胃肠道的肿瘤。我还让小昭到麻醉科会诊，做术前评估——后来证明，这是最明智的一步。

大便潜血回报阴性，很大程度上排除了胃肠道肿瘤的可能。按惯例和规则，我将小昭的病情提交妇科肿瘤专业组讨论，请老教授和同事们共同拿主意。

我特意让小昭来到讨论现场，因为我有一个小小的心思。

近年人们对医学的期望值越来越高，一旦出现问题，有时难以接受。大大小小的医患纠纷越来越多，医生们的胆子越来越小。在某些医院，高风险的手术能不做就不做，这大概是那几家医院不接收小昭的部分原因吧。

所幸协和医院仍然坚守"有一线希望，就付出百分之百努力的信念"！但我感觉，大家的勇气似乎也有些打折扣。

我担心，如果不让小昭到现场，只根据影像学判断，讨论结果有可能是不做手术。但是，如果大家看到一个活生生的年轻人，就可能改变主意。

事实证明我完全多虑了！

小昭进来之前，讨论就达成了共识：手术一定要做，否则病人没有活路！

三

我告诉小昭，床位紧张，需要等很长一段时间，如果情况加重，只能去急诊。小昭说，她家经济条件还可以，希望住国际医疗部。

这倒是为我解了围，但我并不希望她住国际医疗部。一是肿物的良恶性都不明确，如果是恶性，在国际医疗部花费很大；二是手术难度可能很大，一旦发生意外，花费更难以估算；三是一旦结果不好，或者医疗过程有瑕疵，追究起来，后果更严重——诉求通常是和付出成正比的。

然而，小昭的丈夫执意要住国际医疗

部。

两天后，麻醉科主任黄宇光教授在走廊遇到我，说："小昭的麻醉风险非常高，但不做手术太可惜，到时候麻醉科会全力配合！"

这让我吃了一颗定心丸。

四

3月29日，清明小长假前的周三，小昭住进了医院。

由于CT报告肿瘤压迫输尿管，所以计划30日上午放置输尿管支架管，防止术中损伤。然后再进行血管造影，阻断肿瘤的供血动脉，减少术中大出血的危险。3月31日，也就是周五手术。

然而，周五的手术已经排了不少，小昭的手术可能要在下午晚些时候才能开台。一旦前面的手术不顺，小昭的手术就有被取消的危险。

正在四处协调的时候，我接到了黄宇光教授打来的电话。他说小长假前做这样大的手术很危险，如果出现意外，搬救兵都困难，建议假期后再做。他说，如果需要，他亲自保障。

我感动得差点落泪，为我自己，也为病人。

于是，小昭暂时先出院了。

五

4月4日，周二，清明小长假的最后一天，小昭再次住进了医院。

4月5日，周三，上午如期放置了输尿管支架管。

按理说我的心可以放下了，但事情出现

了一些变化。

前来会诊的外科医生警告我，肿瘤已经把下腔静脉完全压瘪，这种对静脉的长期压迫和对肠管的长期压迫，可能导致粘连和异生血管，搬动肿瘤过程中可能撕破大静脉，导致难以控制的致命性出血。

我当然害怕这种情况，病人死于手术台上，无论如何都是难以交代的。

我的压力陡然增加。

不仅如此，由于小昭在国际医疗部手术，医务处接到病情汇报后，要求我们进行术前谈话公证，目的是让家属知道病情的严重性和我们的严肃性。

法律程序是必需的，但时间来不及了。律师说第二天 11 点半才能来医院，而小昭的手术 10 点左右就开始。前一天输尿管支架管放置之后，小昭出现了血尿，而且很痛。

下午小昭还要去做创伤更大的血管造影和栓塞，之后可能会发热，所以手术不能后延！

于是我在出门诊的过程中，自己和律师沟通，公事私办，恳求他们第二天8点半做术前谈话公证。

六

4月5日，周三下午，血管造影如期进行，我同时得到了一个好消息和一个坏消息。好消息是肿瘤血供来源于髂内动脉，这基本肯定了老教授和我的判断——巨大子宫肌瘤；坏消息是从造影中无法判断肿瘤与下腔静脉和肠系膜血管有无交通，而且肿瘤和周围器官似乎有粘连。

我再次与小昭的丈夫和妈妈谈话。小昭妈妈对病情的严重性似乎很理解，只是显得非常焦急。小昭丈夫却似乎很淡定，不停地安慰岳母，说医生总会有办法的。

这让我有些不安。我给美国同学发微信询问这家人对手术的期望，更直接地说，一旦手术失败甚至病人死于手术台上，他们能否真的接受。

同学回复说小昭的丈夫人很好，之所以"淡定"，是不想让一家人都陷入混乱状态。

七

忙完后回到家，已经晚上 7 点多，敲门无人应答。开门后我看见闹钟上别了一张小纸条，上面写着：饭在锅里，菜在微波炉里，自己热一下吃。烤箱里有一只虾，别忘吃！我俩出去遛弯了，一会儿回。

我突然心一酸！是啊，我不是扁鹊、华佗，只是一个普通医生而已。病人需要活下去，我也需要工作，需要养活家人。

但是现在，医生几乎已经是一个完全不允许失手的行业，我如此冒险，值得吗？

四年前，同样是同学介绍，同样是浴血奋战，同样是出于好心，同样是在国际医疗部，因为规则问题，我得到了一次大大的教训。

病人输不起，我同样输不起！

于是，我在朋友圈发了张图，并配了这样一段话：1.家人：这也是家常便饭！2.病人：开弓没有回头箭！您信任我，我便全力以赴。天佑病人，天佑我！共同搏一把！

理解的朋友很多，有安慰，有理解，有鼓励……

一知名电视栏目的编导再三希望实时报道，被我婉言谢绝。

我需要心无旁骛！

八

其实，我更需要的是有人帮我分担压力，或者更确切地说，是分担责任！太太不是医生，对我们这行的难言之隐完全不懂。这个时候，我想起了老师——郎景和院士。

我给郎大夫打电话，不通。前几天他去了英国，也许没回来。我只好试着给他发短信，问周四上午他是否在医院，有事求助。他回复："好的，上午在呀。"

随后我给他发了一条比较长的信息，简单叙述了病情和我的担心。郎大夫很快回复："到时候叫我。"

九

忙完这些后，我对正在收拾书包的小同学说："爸爸明天有一台很困难的手术，咱们早上可不可以麻利些，这样爸爸送你到学校后，就能到医院好好吃顿早餐！"

小同学爽快地答应了。

我一直认为自己心理素质不错，尽管考试前会紧张，但一上考场就没有问题。我很长一段时间都是一上床就睡着，但那天晚上我脑海中却一遍遍预手术，想象可能发生的危险和对策，前半夜居然睡不着了。

我起来从冰箱里拿了一听啤酒，喝完后很快睡着了。睡眠时间不算长，但质量颇高，起来神清气爽。

小同学没有忘记前一天晚上的承诺，穿衣、刷牙、洗脸一气呵成，我们提前到了学校。在校门口，小同学歪着头对我说："爸爸，你好好手术吧！今天我很乖，是吧？"

我摸了摸他的头，骑着前一天刚买的电动自行车，前往医院。

不到两年，我丢了两辆电动自行车。心

疼之余，我安慰自己：破财免灾！是啊，对于外科医生，手术意外就是灾难。果真如此，自行车丢得也值啊！

十

4月6日，听起来很吉利的日子，至少比清明让人感觉舒服。连续雾霾了几天的北京，居然晴朗了不少。

7点半，我到郎大夫办公室，向他详细汇报了病情，郎大夫让我手术开始后通知他。他说上午有讲演，但可以随时电话，手术优先！

临走，郎大夫告诫："第一，切口不要贪小，否则一旦出血，止血很困难；第二，如果能把肿瘤完整分离出来，就基本成功了；第三，任何情况下，都不要慌乱，有我在呢！"

从郎大夫办公室出来之后，我走路都轻快了很多。

8点整，查房。我问病人睡得如何，她说后半夜睡不着，还问我是不是也没有睡好。

我肯定地回答说我睡得很好！因为我要让她相信，我是精神百倍地给她做手术。

精神百倍一点不假，因为一种称为儿茶酚胺的物质已经在起作用，它让人投入战斗！

十一

8点半，律师到达病房。小昭妈妈对公证的烦琐程序有些不高兴，认为这些程序"侮辱"了她对我们的绝对信任。

万事俱备，只等开台！

十二

9点半，第一台手术结束。患者是一名4个月大的女婴，生殖道恶性肿瘤。这就是医生眼中的"人生"：有不幸的，还有更不幸的！

10点整，小昭被接进手术室，黄宇光主任和病人打了招呼后，回头重重地拍了拍我的肩。

他亲自给小昭输液，开局很顺利。

然而小昭很快就说头晕，她问是不是低血糖。其实，应该是仰卧位低血压综合征。病人的腹部像小山一样隆起，比足月妊娠更壮观。这样大的包块压迫到下腔静脉，血液不能回流，血压自然就低了。

所幸小昭很快被麻倒。

由于担心手术中大出血危及生命，麻醉后需要进行深静脉穿刺，以便于快速补液，还要进行动脉穿刺监测动脉压力。

静脉穿刺比较顺利，但动脉穿刺遇到了困难。小昭的血管都瘪了，黄主任亲自上手，也遭遇到了麻烦。

"不要再等，消毒开台！"黄主任手一挥。

十三

10点35分，再次核对病人和病情之后，宣布手术开始，巡回护士通知了郎大夫。

一刀下去之后，我此前所有的紧张和不安都消失了！关于可能出现的医疗纠纷的担心，也不知道去了哪儿。我的全部精神，刹那间集中了！

这个情景我并不陌生，作为曾经的学霸，每次考试一打开试卷，我就不会再紧张了。

肿瘤的确是太大了，血管非常丰富，和周围真的有粘连！我们将一处处粘连细心地分离后，肿瘤被完整地从腹腔中搬了出来！

我们将情况简要汇报给郎大夫，告诉他可以继续讲演。

我和助手一层层剥离肿瘤表面的包膜，一根根结扎血管，居然一滴血都没有出，肿瘤被完整剥了下来，子宫留下了！

黄主任和我一起端着这个比两个足球还大的肿瘤到家属等候区，小昭妈妈双手合十，当场就哭了……

十四

病人离开手术室后，我和主管医生抱着肿瘤拍了一张"庆功照"，笑容灿烂，皱纹都出来了。

然而，进入医生休息室，我一下瘫坐在

沙发上。

是啊，我并不是一个优秀的医生。因为，我不够单纯，想得太多！

但我似乎又是一名合格的医生，因为，我敬畏生命，尽心尽力！

既然答应给小昭手术，只能想办法，创条件，精心准备，寻求帮助……

就像一支已经满弓的箭！

我拿起一张废弃的麻醉记录单，写下了这样几句话，作为对这段协和医事的记忆：开弓没有回头箭，千方百计总向前。幸有良师左右扶，一箭中的终延年！

（本文为北京协和医院 2017 年"新协和医事"征文一等奖作品，先后被《健康时报》《健康报》《北京青年报》刊出，后被《中国青年报》和《大众日报》采编成长篇通讯，被江苏卫视《阅读•阅美》推荐朗读，并接受中央电视台《面对面》

节目长篇人物专访。)

【郎景和院士点评】

谭先杰大夫为我们细腻地描述了一个有惊无险的病例，如同一幅朴素的工笔画，几个人物，栩栩如生，跃然纸上。

有情理、有磁力；有情景、有思想。

这也是爱的图解，对病人，对职业；医患间，同事间。

就从医而论，也体现了"不打无把握之仗""有备无患"的基本原则和策略——最后的具体手术，似乎并不那么复杂惊险了，这正是之前充分准备的结果，否则一定会荆棘丛生，危机四伏！

这里，也还证明我常说的另外一句话：外科手术，决策占 75%，技巧占 25%。

决策、设计、计划是决胜的关键。

潘先生，大夫的成份细腻地描述了一个有惊无险的病例，如同一幅扑素的工笔画，几千字娓娓道出，跃然纸上。

有情理、有磁力；有情景、有思想。

这又是爱心图谱，对病人、对职业；医患间、同事间。

以此匡为论，又体现心石开无起搁之忧，"……临危患"心是率原则和策略——面后心是师我心了手并不那心复杂惊险），这正是由于充分准备的结果，否则一定会措新丛生、危机心四伏！

这里，又连记哪我幸诊的另外一句话：外科手术，决策占75%，技巧占25%。

决策、设计、计划是决胜的关键。

张景和
二〇一二年六月九日
于南下途中

192

附：CCTV-13《面对面》访谈录
协和医院谭先杰：手术背后

【解说】一颗 18 斤重的肿瘤。

记者：您不愿意承担这个风险？

A：这个风险现在的确是越来越不敢承担。

【解说】一台做还是不做的手术。

记者：说句难听的话，（她）可能就死在你的刀下。

A：我就是想问他，如果真的出现在台上下不来的情况，他们认不认可。

【解说】一份单纯的职业理想和背后的种种纠结。

A：我不是一名优秀的医生，不够单纯，想得太多。

【解说】面对面，专访北京协和医院妇产科医生谭先杰。

【解说】2017 年 4 月 6 日上午，北京协和医院手术室内，一台手术正在进行。患者小昭是一名年轻女性，她的腹中有一个直径大约 30 厘米的肿瘤。这台手术就是要将这个特大的肿瘤从小昭的腹中取出来。主刀医生是北京协和医院妇产科主任医师谭先杰。对于从医 30 年、接触过不少疑难杂症的谭先杰来说，这么大的肿瘤他从来没有见过。

A：这么大的包块，如果突然从腹腔取出来，回到心脏的血液就少了，甚至会出现呼吸暂停。在搬动这个肿瘤的过程中，一旦把大的血管撕破了，那出血就是上万毫升，根本就止不住。

【解说】小昭的生命取决于这台手术能否成功，这也是谭先杰投入最多的一位病人。

记者：您见到的这个病人，能否描述一下是个什么情况？

A：因为她肚子太大了，挺着个肚子就过来，我的助手就问她是不是走错了，告诉她这是妇科，她应该到产科。总体来说就像一个怀孕已经足月、即将分娩的产妇。

记者：从您作为医生的最初判断，这是一个什么情况的病人？您觉得她的病情会比较严重，还是说属于一般的情况？

A：我觉得她的病情肯定会很严重，因为如果不是怀孕而是肿瘤的话，那肚子就太大了。无论肿瘤是良性还是恶性的，都很危险。

【解说】小昭告诉谭医生，最近一个月，她走路越来越沉重，晚上不能平躺，甚至呼吸都变得困难。凭经验，谭医生认为，不出一个月，病人就可能面临生命危险，而尽快手术是小昭重获生机的唯一出路。但是，如果要做，这么复杂的情况，实在难以预测具体结果。

记者：这应该是一个危重的情况，作为医生的话，遇到这种情况，会愿意给病人做手术吗？

A：肯定不太愿意，肿瘤太大了。我问她能不能看看其他的医院，我就想问这么一句。

记者：您是觉得自己的医术应付不了吗？

A：那倒不至于说应付不了，只是说肯定有风险。

记者：您不愿意承担这个风险？

A：这个风险现在的确是越来越不敢承担，因为一旦失手的话就没有机会补救。不论谁做肯定都有这个风险，只是这个风险落在谁的头上而已。如果从私心来说，我就觉得它要是不落在我的头上，落在其他比我本事更强的人身上会更好。

记者：当您提出这个建议的时候，病人说什么？

A：病人说她已经看过好几家医院了，他们都建议来协和看看。

记者：您听到她的这个回复怎么想？

A：我有点推不出去了，因为，怎么说呢，别人都让她到协和来了，我们总不能把病人推到国外去看吧。

【解说】可以想象，一个肿瘤如此之大的患者，在来到协和医院之前，一定已经到别的医院就诊过。小昭和家人也正是接受此前的医生的建议，来到了协和。而且来之前，小昭的妈妈还辗转找到了谭医生的一个熟人，以求能跟谭医生打个招呼，得到些关照。

记者：到这个节点上您回头看，所有曾经推过她的这些医生，合理的地方在哪儿，不合理的地方在哪儿？

A：我觉得合理的地方在于，有的医院看着这么大的肿瘤，我觉得如果他们医院的麻醉科和辅助科室跟不上的话，还是推了比较好。

记者：能力的问题？

A：能力的问题，另外我觉得还有风险的问题。

记者：风险是算在合理的范围，还是不大合理的范围？

A：看怎么说，按道理说我们说治病救人、救死扶伤，就是要大无畏地冲上去，但是现在的环境下一旦出现了问题，不能说病人会百分之百地理解。任何一个医生，也许他治好了 99 位病人，或者 9999 位病人，但只要他治坏 1 位，而这 1 位病人刚好也是不理解的话，那么他职业生涯的后半辈子或者是很长的一段时间，都会受到影响。

　　记者：但是谭医生，我们客观地讲，医学本身就是一个探索的学科。如果每一名医生都抱着"如果我要冒险，我的下半辈子怎么办"的想法，那实际上是故步自封，医学只能是越来越萎缩。如果从这个角度，您说它是合理的，还是不合理的？

　　A：不合理，但是合情，应该这么说。的确，医生他是一个普通人，无论是我最初推了但没有推出去，还是其他医院把病人向我们医院推，我认为都有它合情的地方，合理不好说。

　　【解说】大大小小的医患纠纷越来越多，导致医生们的胆子越来越小。谭医生认为，自己也不例外。进退之间如何选择，关乎生命，也和医院的风险管控有关。按照协和医院的相关规定，谭医生将小昭的病情提交妇科肿瘤专业组讨论。讨论当天，小昭在会议室外等候，以便必要时她本人能进入到讨论现场。这并非惯例，而是谭医生的有意安排。

记者：实际上您是希望这样的一个专家组，看到的不是病而是人？

A：对。我想把她这样一个 29 岁的人，一个活生生的人，而且是一个娃娃脸、喜欢笑、看着就很可爱的女孩子，让她站在我们十几个教授面前，这样我相信教授们看到病人之后就会觉得不做手术太可惜了。

记者：也就是说，从您的心底，您是想给她做的？

A：对，我想给她做。后来发现是我多想了，我觉得是我多虑了。那个时候大家没有看到她之前，教授们都说"这不做不行""这不做肯定是会死掉的"，都肯定地说要做手术。所以说她来还是不来，结论是一样的。

记者：也就是说，即便患者人没到，您的同事们也已经做出了这样的一个决定。您心里怎么想？

A：他们和我的想法是一样的，他们给我鼓了劲。

【解说】CT 报告显示，这个巨大的肿瘤已经压迫到了输尿管。专家们建议，在正式切除手术前，需要先在小昭体内放置输尿管支架，防止术中损伤输尿管；还要进行血管造影，阻断肿瘤的供血动脉，减少术中大出血出现的可能性。

手术原本安排在清明小长假的前一天，就在谭医生做着各种准备的时候，麻醉科主任黄宇光教授打来电话，建议手术安排在清明小长假之后进行。

记者：为什么要改在小长假之后呢？

A：因为不管哪个单位，其实长假之前大家还是有些……

记者：人心惶惶，想放假了？

A：对，想放假了。大家好不容易有个假期，可能就会有各种各样的外出计划。另外，如果手术当中一旦出现什么问题，他（黄宇光教授）也这么告诉我的，我搬救兵都困难，因为这个时候大家都在外面，不像原先人员特别齐备的时候。他说要是长假之后也有困难的话，他可以来协调，亲自来保障。你想一个麻醉科主任，能够亲自来保障一台普通的手术，我觉得很感动。当时我说了，我说我真的是非常地感动，一个是为病人，一个是为我自己。

记者：您说黄主任那个时候，为什么会主动打这个电话？

A：我觉得他是一科之主，因为如果真的是麻醉出了问题，最后负责任的人中，他肯定也是逃不掉的。可能因为这个病人手术前看过他的门诊，他知道这台手术绝对不是一个"好啃的骨头"。

【解说】4月4日，清明小长假的最后一天，小昭再次住进了医院。4月5日，小昭体内如期放置了输尿管支架。但此时，事情又出现了变化，前来会诊的外科医生将手术的风险系数进一步加大。

A：外科医生一看说，这个肿瘤太大了，把一个非常大的血管压瘪了——这个血管叫下腔静脉，很粗，大概有我们的手指头这么粗，是人体的主要血管——本来是圆的，压瘪的危险在哪儿？第一，长期压迫血管会使血管周围形成一些新生的血管，新生的血管会粘连在被压迫的血管上。第二，肿瘤把她的肠管压迫那么久，有可能形成粘连，腹腔之间本来是有界限的，粘连后就没有界限了。在搬动这个肿瘤的过程中，一旦把大的血管撕破了，那出血就是上万毫升，根本就止不住。说不定病人一下就休克过去了，所以这个时候我吓着了。

【解说】外科医生的警告让谭医生的压力陡然增加，他给介绍小昭来看病的熟人发微信，询问小昭和家人对手术的期望。

记者：您为什么要这么侧面地去试探这方面的口风。

A：因为我的确觉得风险太大了。一旦出问题之后，病人失去的是一条命，那之后，如果是有些其他的问题，我可能就会承担，导致他为什么失去这个生命的其他后果。

记者：说句难听的话，她可能就死在你的刀下。

A：对，是这样。我就是想问他，如果真的

是出现在台上下不来的情况，他们认不认可。

记者：您为什么要问这句话。

A：因为他们既然说那么信任我，那我就想知道他们到底是怎么想的。

记者：那无非是两种可能，一种是认，一种是不认。您要做出不同的准备吗？如果是认怎么样，不认又会怎么样？

A：其实当时最让我觉得有点害怕的是，她的妈妈很着急，觉得自己的女儿手术有这么大的风险，所以很着急，很不安。可是她的丈夫当时让我觉得有一点不确定，为什么，他丈夫特别淡定，不停地安慰岳母说没事的，到了医院医生总会有办法的。我当时在想不一定，医生其实不一定都有办法的。

记者：按说如果医生看到病人和家属这么淡定，应该是件好事，为什么您反而觉得忐忑？

A：我怕他真的太信任我们医生，觉得我们

完全是百分之百的没问题。

记者：但问题是您又希望病人信任你们，看到病人百分之百地信任你们，又觉得心里忐忑，那这又是矛盾的。

A：我希望他百分之百地信任我，这样我才能够放手干。但是我为什么怕他百分之百地信任我，我是觉得他过于信任就太神了，我们就是普通的医生，你不能把普通的医生完全搞成一个什么东西都能拉回来的神，那就有问题。期望越高，失望越大。

【解说】手术前一天，谭医生又到病房见了小昭，回家已经是晚上七八点钟。

A：那天我回家的时候，一敲门，没人应，我自己开门进去了，结果开门进去我就发现了一张纸条，其实当时让我挺辛酸的。

那张纸条是我太太写的，就放在一个闹钟

上面，大概写的是，有条鱼在哪儿，有几个虾在哪儿，反正饭已经做好了，最后说她和儿子出去散步去了，一会儿就回来。

记者：这是很家常的一个留言，为什么您会觉得辛酸呢？

A：因为好像在病人面前我是一个虽然也不至于说是救世主，但也是能救别人命的人，其实我回到家里面，我就是一个普通人了，很普通的一个人。我面对的是我的妻子和我儿子，那么那个时候我就在想，我既不是扁鹊也不是华佗，我没那么大的本事，但是我也没办法不做这个手术。

【解说】当天晚上，谭先杰把这张便条发在了微信朋友圈里，并配了这样一段话："1.家人：这也是家常便饭！2.病人：开弓没有回头箭！您信任我，我便全力以赴。天佑病人，天佑我！共同搏一把！"为了赢得更多的胜算，这天晚上，谭医生还试着跟自己的老师——北京协和医院妇产科郎景和院士取得联系。

A：我就试着给他发一条短信，表达了我自己的一些担心，比如我的顾虑。他很快就回我了，就说"好的，明天叫我"。这就让我觉得我明天可以做手术了，可以睡了。

记者：不管是在精神上，还是在实际的业务操作上，都有了后援团了，在这种情况下心就稳了。

A：我没睡着……躺下我一直在想，老在想手术，明天到底会出现什么样的情况，如果那个血管破了，我到底该怎样去把血止住……我基本上没有失眠过，但那天晚上还是失眠了。

记者：作为一名主刀医生，在手术的前一夜，有这种无助的感觉是正常的吗？

A：对其他人来说我不知道怎么样，按道理

说是有点不正常，可是那个时候就发生在我身上，也没办法。

【解说】4月6日手术当天，谭医生一早就到医院，向郎景和院士详细汇报了小昭的病情。

记者：眼见为实，老师在那儿。

A：他就告诉我一些注意事项，告诉我别为了把口子开得很小，到时候肿瘤取不出来。第二点，他告诉我，只要把肿瘤取出来，之后其他的问题都不是问题了。第三点其实最让我感动，走的时候老师跟我笑笑说："什么情况下你都不要乱，因为你一乱大家就都乱了，因为我在呢，你叫我我就去。"

【解说】由于手术可能出现超出预料的风险，谭医生事先报医务处备案。按照程序，医务处要求进行术前谈话公证，也就是要在有律师见证的情况下，医生和患者对治疗方案及风险进行详尽且符合程序的沟通。此时距离手术开始只有不到两个小时的时间。

记者：如果从现代的理念说让律师在场，那么这是公证。但是医学不仅仅是科学，它更是人与人之间的信任。信任是什么？信任是情。如果说法律在这个场合出现了，在某种程度上，会不会冲淡"情"？会不会冲淡这种信任？

A：非常会，冲淡得很厉害。为什么，因为当我们公证这个谈话的时候，家属就不是特别愿意了。

记者：为什么不愿意？

A：因为她的妈妈一直很信任我。

记者：他们愿不愿意有医务处的人或者有律师在场？

A：她不太愿意，为什么她不太愿意，因为我们要走程序。那个程序是很烦琐的。先要介绍，双方身份证拿出来，验明正身了之后，我把我跟家属谈过了两三遍的话重新复述一遍，要让家属表示理解、同意。这个时候那个家属就不太高兴了，她为什么不高兴，因为她说她本来就那么信任我们，但好像我们觉得她又不信任我们，她甚至好像她这种感情受到了侮辱。

记者：您呢？

A：我当时没那么觉得，因为对我来说，的确我也需要这样的一种仪式，让我们觉得很庄重、很严肃，我把我该说的都跟她说了。如果有人见证这些对医生的保护性程序，那对我来说更好，我愿意。

【解说】早上10点整，小昭被推进手术室，麻醉科黄宇光主任亲自给小昭输液。10点35分，再次核对病人和病情之后，手术正式开始，谭医生拿起了手术刀。

A：一旦那一刀一切开皮肤之后，之前所有的那些乱七八糟的想法，什么纠纷、出问题、出血，都没了。出现问题就出现问题了，一下就集中了。我就感觉跟挖煤工人一样，可能在洞外头很没有劲，但是一下到洞里头，风一吹，连狗都追不上他。因为我看过《平凡的世界》，好像有一段这样的描写，大概我们医生的状态就是这个样子。

【解说】两个小时的手术进展得比预想的要顺利，谭医生把肿瘤完整地从小昭的腹腔中搬了出来。他和助手一层层剥离肿瘤表面的包膜，一根根结扎血管，肿瘤被完整地剥了下来。小昭的命保住了，就连子宫也保住了。

记者：这台手术成功地做下来以后，您什么状态？

A：成功做下来肯定很高兴，并且做下来这

么大的肿瘤，十几斤、将近二十斤了，那么大的肿瘤放在那儿，应该说当然是高兴。这个肿瘤我们得用一个车推着，抱不动。

记者：有多大？

A：我们说得有两个西瓜那么大。它十八斤。你想一个小孩也就七八斤，两个小孩那么大，然后抱起来也挺沉。我就把它装在一个小推车上，推车推过去，给家属看，给她的丈夫和她的母亲看。她妈妈是不是信佛我不知道，双手合十，"阿弥陀佛，谢谢谢谢！"当场就哭了。

记者：您呢？您这是在人前，那么自己独处的时候怎么样？

A：这个手术做完了之后，我们就照了张照片，病人也推出手术室了，这个手术结束了。我就去稍微喝口水休息一下。刚走进医生休息室，一坐下的时候，我就觉得我全身都瘫了，那么累，一下就没劲儿了，怎么那么累，那个时候才觉得特别特别的累。

记者：是精神上卸载了。

A：可能是绷弦绷得紧了，突然一下松了之后的状态。

【解说】病理结果显示，特大肌瘤为良性。两个多月后，谭医生在自己的微信公众号上发表了《一台手术背后的故事》，记录了这台手术的前前后后及自己在期间的种种内心活动。24 小时内，这篇文章的阅读量就超过了 10 万，目前累计阅读量已经近百万。

A：提到的这篇文章，在公众看来、在患者看来，它是满满的正能量。他们看到的是医生的责任，是医生的担当，是医生的勇往直前，是医生的理智、克制，等等。这都可以。但是从同行看来，他看到的可能是其中的无奈，其中的压力，其中的……甚至是辛酸。

记者：实际上能够感受到，您处处都在撕扯，很多地方都在撕扯。

A：按道理，所以我这个文章当中说到，我不是一名优秀的医生，不够单纯，想得太多。也许其他人没有想这么多，但是根据我那篇文章反馈回来的医生朋友的信息看，他们想得和我一样多，没有区别。

【解说】手术过后，小昭恢复很好，而且一直跟谭医生保持着联系。出于个人原因，小昭没有接受我们的采访请求。征得她的同意，我们看到了她和谭医生之间的部分微信记录。她说，非常感谢谭医生，让她的人生再次拥有了未来。

（本文根据中央电视台新闻频道2017年9月10日播出的访谈节目《面对面》之《手术背后》的字幕整理。）

后 记

一

创作这本小册子的起因，源自一次偶遇。

9 月的一天，中华医学会的史仲静老师在妇产科学系的走廊遇到我，说她看了《一台手术背后的故事》深有感触，而目前医学人文领域叙事医学方面的书籍不多，所以向我征询意见，可否根据从医经历和心得，撰写一本促进医患互信、医患和谐的人文书籍。

我欣然应允。因为，我的确有话想说，有故事想分享。

二

《一台手术背后的故事》讲的是一台困

难手术背后的一段医患故事，它引起的共鸣完全出乎我意料。6月初我将故事整理成文，参加了北京协和医院"新协和医事"征文比赛。本来早就想在公众号上发布，但由于评奖结果没有公布，提前发布有拉票之嫌。

6月下旬，得知文章获得了一等奖后，我同意《健康时报》全文首发。6月26日，医师节的中午，我在公众号上发布了文章，然后就出门诊去了。门诊结束的时候，朋友给我打电话说文章阅读量已经突破10万，点赞数千，留言数百。

后来，《中国青年报》和《大众日报》就文章对我进行了专访，先后发表了长篇通讯。中央电视台《面对面》栏目录制了访谈节目《手术背后》，并在教师节那天播出了这期节目。江苏卫视《阅读·阅美》栏目也根据文章制作和播出了一期节目。

来自公众、媒体和同行的认可让我备受鼓舞，于是我想把从医以来经历的其他医患故事分享出来。最让我感动的是一个14岁女孩小嘉的故事。我本来早就想整理出来，但由于小嘉已经在天堂，我担心会伤害小嘉的父母。

《一台手术背后的故事》发表后，小嘉的母亲微信中跟我说她很受感动。我说，其实小嘉的故事更感人，只是我不敢写，如果她愿意以这种特殊的方式纪念小嘉，我倒是愿意写出来。

小嘉的母亲回复说，为懂得流泪，说她正在整理小嘉的漫画和文字，希望能付梓成集，如果能收录我关于小嘉的文章，是纪念，也是荣幸。

三

小嘉母亲的允许给了我动力，更给了我责任。于是，我在 9 月底参加北京市政府组织的"北京院士专家十堰行"对口支援活动期间，白天完成指定任务，晚上不参加任何应酬，静下心来将我和小嘉父母从去年圣诞节到今年青年节关于小嘉病情的短信和微信记录进行了整理，竟有 15000 余字。因为这个小姑娘的愿望是去加拿大读书，还答应给我寄枫叶，于是，我将文章取名为《枫叶女孩》。

坦白地说，整理《枫叶女孩》一文时，我几度落泪。我知道，文章太长了，需要删减。然而我发现，我根本删不了，文中的每一段话，甚至每一句话，都是一段真实的心路历程。于是我决定不删了，并在文首写下了一句话："尽管冗长，我却不忍删减。因为这是一位不屈的母亲对生命的呼唤。"

其实，前面这两个故事加起来已经有两万多字，足够制作成小册子了。但既然有这样一个难得的机会，我想再增加些内容。

实际上，内容并不缺，缺的是时间，是压力，是机缘……

四

2014年，我撰写的女性健康科普图书《子宫情事》（上卷）出版了，2年后出版了下卷。在老师郎景和院士、北京协和医院院长赵玉沛院士及众多朋友的推荐下，《子宫情事》很快成为畅销书和长销书，并入选了全国优秀科普作品、健康中国十大科普图书和中国健康科普创新大赛十大科普图书。

《子宫情事》的作者简介中写道："他来自三峡库区的土家族山寨，12岁那年，母亲因为妇科肿瘤去世，他立志从医，历经艰辛，最终成为北京协和医院的妇科肿瘤医生……目前，他正在利用业余时间，将他的从医经历整理成册，以激励那些在逆境中奋斗的人们。"

然而，出于种种原因，我一直没有动手整理，或者说是没有敢整理。

因为，我只是个普通医生，又不是医学大家，我觉得写这些东西有自我炒作之嫌。

五

今年春天，我终于抛开压力，开始践行三年前与生活·读书·新知三联书店的承诺，将我从医之路上遇到的事和感恩的人整理出来，计划以《致母亲》为书名，明年春天出版。整理完之后我相信，《致母亲》中的60多篇文章，会得到读者的喜欢。

由于时间关系，《致母亲》的医患故事部分有几篇文章只有题目，没有内容。我告诉编辑我不写了，我说缺憾也是一种美，编辑屈从了。答应了史仲静老师撰写《见证》后，重新接通了我继续整理的"电路"。

2017年国庆假期，小同学不巧或者说很巧感冒了，我们取消了外出旅行计划。于是我利用这个假期，整理出另外10篇文章，篇幅比《枫叶女孩》和《手术背后》短，每篇都在2000字左右。其中几篇文章结局较好，气氛比较轻松，我把它们放在册子的中间部分，将《手术背后》放在最后，将《枫叶女孩》放在第一篇。

六

之所以坚持把《枫叶女孩》放在第一篇，唯一的原因就是故事太真实，太感人。我并不奢望这本小册子会像某些明星八卦和心灵鸡汤一样热卖，因为题材太严肃。但我也觉得，这本书一定会有人看，因为人们在八卦嬉笑之后，需要思考严肃的东西，包括死亡。

将《手术背后》放在最后，自然是因为结局满意。好莱坞电影的题材可以很多，过程可以很曲折，但结局通常都是光明的。很多时候，我也是个乐观主义者，喜欢阳光。

将《母亲父亲》一文作为序，因为他们见证我来到了这个世界上，我却没有目送他们离开。母亲去世时，因为怕我太小无法接受而不让我送她；父亲去世时，是因为交通不便我无法赶回去。然而，正是因为母亲的离开，我成为了医生，从事了一个见证悲喜、见证生死的特殊职业。

再次感谢老师郎景和院士的审阅和点评，感谢一路同行的亲友、前辈、同行、同事和病人!

　　尽管册子中的故事比较严肃，但我希望它们能让人感到医学的温度。

2017 年 11 月 11 日下午

整理于重庆妇产科常见病巡讲后返京途中